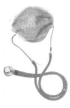

挂号费丛书 升级版

| 姓名 | | 性别 | | 年龄 | | 就诊卡号 | |

专家诊治
血脂异常

| 科别 | 内科 | 日期 | | 费别 | |

主 编 胡 予
编 者 吴克芬 宋 乐
　　　　潘 刚 顾 迁

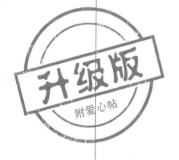
升级版
附爱心帖

上海科学技术文献出版社

图书在版编目（CIP）数据

专家诊治血脂异常/胡予主编．—上海：上海科学技术文献出版社，2012.5
ISBN 978-7-5439-5204-1

Ⅰ.①专… Ⅱ.①胡… Ⅲ.①高血脂病—诊疗—问题解答 Ⅳ.① R589.2-44

中国版本图书馆 CIP 数据核字（2012）007181 号

责任编辑：何　蓉
美术编辑：徐　利

专家诊治血脂异常
主编　胡　予
*
上海科学技术文献出版社出版发行
（上海市长乐路746号　邮政编码200040）
全国新华书店经销
昆山市亭林彩印厂有限公司印刷
*
开本 850×1168　1/32　印张 6.125　字数 137 000
2012年5月第1次　2019年3月第5次印刷
ISBN 978-7-5439-5204-1
定价：15.00元
http://www.sstlp.com

随着人们物质文化生活水平的提高,一旦生了病,就不再满足于"看病拿药"了。病人希望了解自己的病是怎么得的?怎么诊断?怎么治疗?怎么预防?当然这也和疾病谱的变化有关。过去,患了大叶性肺炎,打几针青霉素,病就好了。患了夜盲症,吃些鱼肝油丸,也就没事了。至于怎么诊断、治疗,怎么预防,人们并不十分关心。因为病好了,没事了,事过境迁,还管它干嘛呢?可是现代的病不同了,许多的病需要长期治疗,有的甚至需要终生治疗。许多病不只需要打针服药,还需饮食治疗、心理调适。这样,人们自然就需要了解这些疾病的相关知识了。

到哪里去了解?当然应该问医生。可是医生太忙,有时一个上午要看四五十位病人,每看一位病人也就那么五六分钟,哪有时间去和病人充分交谈。病人有困惑而不解,自然对医疗服务不满意,甚至对医嘱的顺从性就差,事实上便影响了疗效。

病人及其家属有了解疾病如何防治的需求,而门诊的医生爱莫能助。这个矛盾如何解决?于是提倡普及医学科学知识,报刊、杂志、广播、电视都常有些介绍,对一般群众增加些防病、治病的知识,当然甚好,但对于患了某病的病人或病人的家属而言,就显得不够了,因为他们有很多很多的问题要问。把与某一疾病相关的知识汇集成册,是一个

挂号费丛书·升级版

总序

好主意,病人或家属一册在手,犹如请来了一位家庭医生,随时可以请教。

上海科学技术文献出版社有鉴于此,新出一套"挂号费丛书"。每册之售价约为市级医院普通门诊之挂号费,故以名之。"挂号费丛书"尽选常见病、多发病,聘请相关专家编写该病的来龙去脉、诊断、治疗、护理、预防……凡病人或家属可能之疑问,悉数详尽解述。每册10余万字,包括数百条目,或以问诊方式,一问一答,十分明确;或分章节段落,一事一叙一目了然。而且作者皆是各科专家,病人或家属所需了解之事他们自然十分清楚,所以选题撰稿,必定切合需要。而出版社方面则亦在字体、版式上努力,使之更能适应各阶层、各年龄之读者需要。

所谓珠联璧合,从内容到形式,"挂号费丛书"确有独到之处。我相信病人或家属读了必能释疑解惑,健康的人读了也必有助于防病强身。故在丛书即将出版之时,缀数语于卷首,或谓之序,其实即是叙述我对此丛书之认识,供读者参考而已。不过相信诸位读后,必谓我之所言不谬。

复旦大学附属中山医院内科学教授

上海市科普作家协会理事长

杨秉辉

挂号费丛书·升级版总序

血脂的一般常识

什么是血脂	002
血脂的来源如何	002
血脂是如何代谢的	003
血脂代谢的影响因素有哪些	003
血脂都是有害的东西吗	005
血脂有何作用	005
血脂的运输形式是什么	006
脂蛋白如何分类	007
血脂代谢的途径如何	009
各种脂蛋白有什么功能	009
血脂的归宿如何	011
化验血脂前有哪些注意事项	012
化验餐后血脂有意义吗	013
如何看懂化验单上的血脂指标	013
血脂的参考值范围如何	016
什么是胆固醇	017
胆固醇的来源如何	017
高胆固醇血症发病情况如何	018
胆固醇在体内如何转化	018
胆固醇的作用如何	019
什么是"好"胆固醇和"坏"胆固醇	019
哪些人不该限制胆固醇	020
胆固醇与冠心病的关系如何	021

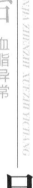

胆固醇高低有何临床意义	022
胆固醇偏高的可能原因有哪些	022
高胆固醇血症知晓率与控制率如何	022
什么是三酰甘油	023
小儿血脂有何特点	024
小儿肥胖与血脂升高有关吗	025
为何低脂饮食有益于儿童健康	026
为什么孩提时就应少吃肥肉及动物内脏	026
老年人血脂有什么特点	027
老年人血脂高需要治疗吗	028
怎样正确关注血脂	029
为什么"三高症"的说法并不科学	029
哪些人容易发生代谢综合征	030

了解一些血脂异常的知识

血脂异常的概念是什么 …………… 033
血脂异常如何分类 …………………… 034
什么是家族性高胆固醇血症 ……… 036
如何看血脂检验单 …………………… 036
检验血脂有哪些注意事项 ………… 038
如何了解自身的血脂状况 ………… 039
高脂血症的临床表现有哪些 ……… 040
哪些人需重点关注血脂检查 ……… 041
哪些因素可引起血脂升高 ………… 042
哪些疾病可引起血脂升高 ………… 043
哪些药物会引起血脂升高 ………… 044

引起高胆固醇血症的原因有哪些 …… *045*
不吃肥肉为什么血脂还高 …… *046*
什么是黄色瘤 …… *046*
黄色瘤的发病原因是什么 …… *047*
黄色瘤的表现在哪些部位 …… *047*
发现黄色瘤后应做哪些检查 …… *048*
黄色瘤如何治疗 …… *049*
查出高血脂怎么办 …… *049*
高胆固醇血症有哪些危害 …… *050*
高三酰甘油的危害有哪些 …… *051*
低血脂的危害有哪些 …… *052*
血脂异常会遗传吗 …… *054*
老年人血脂异常有何特点 …… *055*
食物与血脂异常有何关系 …… *056*
饮酒与血脂异常有何关系 …… *057*
饮茶与血脂异常有何关系 …… *058*
饮咖啡与血脂异常有何关系 …… *059*
吸烟与血脂的关系怎样 …… *060*
高脂血症会遗传吗 …… *060*
高脂血症与肥胖的关系怎样 …… *061*
为什么瘦的人也会血脂升高 …… *062*
高脂血症患者在饮食上应注意什么
…… *063*

血脂异常的治疗

调脂治疗有哪些误区 …… *065*
什么是血脂异常的膳食治疗 …… *067*

食物降脂有哪些方法 …………………… 070
什么样的血脂异常患者需要药物调脂
　治疗 …………………………………… 076
调脂治疗的方法及步骤如何 …………… 076
血脂异常综合治疗有哪些方面 ………… 077
调脂药物有哪些种类 …………………… 080
他汀类调脂药物有什么特点？如何使用
　………………………………………… 080
贝特类调脂药物有什么特点？如何使用
　………………………………………… 083
烟酸及其衍生物有什么特点？如何使用
　………………………………………… 085
树脂类降脂药物有什么特点？如何使用
　………………………………………… 086
胆固醇吸收抑制剂什么特点？如何使用
　………………………………………… 088
其他调脂药物有哪些 …………………… 089
血脂异常治疗的个体化治疗及治疗目标
　是什么 ………………………………… 090
糖尿病患者如何调脂治疗 ……………… 092
代谢综合征患者如何调脂治疗 ………… 093
冠心病患者如何调脂治疗 ……………… 095
其他特殊人群如何调脂治疗 …………… 095
调脂药物如何联合应用 ………………… 097
血脂异常者需不需要终生进行调脂治疗
　………………………………………… 098
何谓血脂异常的"洗血"治疗 ………… 098
中医中药如何治疗血脂异常 …………… 099

调脂治疗中血脂是不是降得越低越好
…………………………………………… *100*

哪些保健品有调脂作用 …………… *101*

血脂异常与疾病

血脂异常与动脉粥样硬化 ………… *103*
什么是动脉粥样硬化 ……………… *103*
动脉粥样硬化常累及的部位有哪些 …… *104*
动脉粥样硬化狭窄如何分级 ……… *104*
动脉粥样硬化可有哪些后果 ……… *105*
哪些人易患动脉粥样硬化 ………… *106*
如何检查发现早期动脉粥样硬化 …… *107*
动脉粥样硬化要如何预防 ………… *107*
已有动脉粥样硬化者要如何治疗 …… *109*

血脂异常与冠心病 ………………… *110*
什么是冠心病 ……………………… *110*
冠心病可有哪些表现 ……………… *110*
哪些人容易得冠心病 ……………… *111*
血脂异常与冠心病的关系如何 …… *112*
为什么冠心病患者都要查血脂 …… *113*
调脂治疗可以预防或治疗冠心病吗 …… *114*
冠心病患者降脂治疗的目标是什么 …… *115*
调脂治疗的疗程怎样 ……………… *116*

血脂异常与脑卒中 ………………… *116*
什么是脑卒中 ……………………… *116*

脑卒中有哪些表现 …………………… *117*
脑卒中的危险因素 …………………… *117*
血脂升高会引起脑卒中吗 …………… *117*
降血脂可以减少脑卒中吗 …………… *118*
预防脑卒中有哪"七大招" ………… *118*

血脂异常与代谢综合征 ……………… *119*
什么是代谢综合征 …………………… *119*
代谢综合征的诊断标准是什么 ……… *120*
代谢综合征的危害有哪些 …………… *122*
为什么肥胖者常有血脂升高 ………… *123*
脂代谢紊乱与代谢综合征的关系怎样
　………………………………………… *123*
何谓瘦腰行动？如何进行 …………… *124*
代谢综合征的防治措施有哪些 ……… *127*

血脂异常与糖尿病 …………………… *129*
糖尿病患者需要关注血脂吗 ………… *129*
糖尿病患者是否需要化验血脂 ……… *130*
高血脂会引起糖尿病吗 ……………… *130*
糖尿病患者的血糖控制后血脂是否就会
　正常 ………………………………… *131*
糖尿病患者血脂异常的特点 ………… *131*
如何解读血脂检验单 ………………… *132*
糖尿病患者降脂治疗的血脂控制目标及
　首选药物是什么 …………………… *135*
糖尿病患者通常多久监测一次血脂 … *136*

血脂异常与高血压 ·········· *137*
　什么是高血压 ················ *137*
　高血压患者需要关心血脂吗 ······ *138*
　血脂异常对高血压有哪些危害 ···· *138*
　高血压患者血脂控制目标如何 ···· *139*
　高血压和高脂血症并存怎么办 ···· *139*
　高血压患者如何选择降脂药物 ···· *140*
　高血压患者如何随访血脂 ········ *141*
　如果高血压患者的血脂正常，是否还应
　　同时进行降脂治疗 ············ *141*

血脂异常与脂肪肝 ············ *141*
　什么是脂肪肝 ················ *141*
　什么是非酒精性脂肪肝 ·········· *142*
　非酒精性脂肪肝的临床诊断标准是什么
　　······························ *142*
　非酒精性脂肪肝的临床分型是怎样的
　　······························ *143*
　高血脂与非酒精性脂肪肝有关吗 ··· *144*
　非酒精性脂肪肝的危害有哪些 ····· *145*
　高血脂合并非酒精性脂肪肝怎么办 ··· *146*

血脂异常与下肢动脉粥样硬化性闭塞
　································ *146*
　什么是间歇性跛行 ·············· *146*
　间歇性跛行的常见病因是什么 ···· *147*
　什么是下肢动脉粥样硬化性闭塞症 ··· *148*
　走路跛与血脂升高有关吗 ········ *148*

如何发现下肢动脉粥样硬化性闭塞 …… 149
如何防治下肢动脉粥样硬化性闭塞 …… 149

血脂异常与急性胰腺炎 …… 150
什么是急性胰腺炎 …… 150
高血脂与急性胰腺炎的关系如何 …… 150
高三酰甘油血症可导致急性胰腺炎吗
…… 151
如何预防急性胰腺炎 …… 151

血脂异常与颈动脉斑块 …… 152
什么是颈动脉斑块 …… 152
临床上用哪些方法检测颈动脉斑块 …… 152
颈动脉斑块有什么临床意义 …… 153
颈动脉斑块与血脂有什么关系 …… 153
颈动脉斑块有什么危害 …… 153
如何处理颈动脉斑块 …… 154

血脂异常的预防

什么是健康的生活方式 …… 157
各种疾病人群如何运动 …… 162
一年四季应选择什么样的运动方式 …… 163
太极拳有何养生保健防病治病作用 …… 168
食物中的胆固醇含量知多少 …… 171
吃哪些食物有预防血脂异常的作用 …… 173
低脂饮食有哪些益处 …… 175
快餐食品的危害有哪些 …… 175

预防血脂异常的总原则是什么 ………… 176
是否要严格限制胆固醇及脂肪饮食 …… 177
错误的预防措施有哪些 ………………… 178

挂号费丛书·升级版总书目

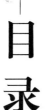

血脂的一般常识

姓名 Name
性别 Sex
年龄 Age
住址 Address
电话 Tel
住院号 Hospitalization Number
X 光号 X-ray Number
CT 或 MRI 号 CT or MRI Number
药物过敏史 History of Drug Allergy

什么是血脂

随着人们对自身健康意识的加强,"血脂"一词已成为日常生活中经常被老百姓提及的词语之一。什么是血脂呢?顾名思义,血脂是指人体血液中所含脂肪和类脂的总称。其中脂肪主要为人们熟悉的三酰甘油(原称甘油三酯)、胆固醇,而类脂主要包括磷脂、糖脂、类固醇等。它们都是参与生命细胞基础代谢所必需的物质成分。人体的血液由血细胞(红细胞、白细胞、血小板等)和血浆组成,血脂就广泛存在于人体的血浆中。因此,血脂异常的朋友一定要清楚自己是胆固醇偏高还是三酰甘油偏高,或者是两者均高。这样,治疗就可以有的放矢了。

胆固醇和三酰甘油都是不溶于水的,它们被能溶于水的磷脂和蛋白质包裹起来存在于血液中,并在血液中循环运输,就好比不会游泳的人坐上了船能在江河中来去自如了。胆固醇、三酰甘油、磷脂和蛋白质组合在一起,形成了易溶于水的复合物,叫做脂蛋白。脂蛋白中所含蛋白的种类和数目、胆固醇和三酰甘油的多少决定其重量。所以,血液中的脂蛋白有轻有重。脂蛋白中密度高、颗粒小的一部分称为高密度脂蛋白,而密度低、颗粒稍大的一部分称为低密度脂蛋白。

血脂的来源如何

血脂包括胆固醇、三酰甘油、胆固醇酯、磷酸和脂肪酸。我们所谈及的血脂主要是指胆固醇和三酰甘油。

血脂的来源有:一是外源性的,即通过食物经消化道吸收而来;二是内源性的,即由体内脂肪组织动员或由肝脏细胞合成而来。在正常情况下,血脂极易受食物成分及体内代谢情况的影响。

我们每天摄入的食物中,主要含淀粉和脂肪。中国人以淀粉(如大米、玉米、面粉等)为主食,所以三酰甘油的主要来源是淀粉。此外,猪肥肉、动物油脂、烤鸭、各种煎炸食品、奶油糕点等均含有大量的饱和脂肪酸。

简而言之,我们通常所说的血脂,主要是指血液中的三酰甘油和胆固醇,其中三酰甘油是甘油的脂酸酯,是脂酸的主要储存形式,而胆固醇主要以低密度脂蛋白(占总胆固醇的 3/4)和高密度脂蛋白(占总胆固醇的 1/4)的形式存在。食物中的脂肪 90% 以上是以三酰甘油的形式存在。

血脂是如何代谢的

血脂主要在人体的肝、脂肪组织、小肠等部位合成,其中肝脏是血脂代谢的重要场所,脂类的吸收、转运、合成及分解均和肝脏的功能状态紧密相关。一般情况下,脂类的吸收是依靠肝脏分泌的胆汁酸乳化后进行的。肝脏同时还合成负责运输脂肪的蛋白质,即载脂蛋白。脂类与载脂蛋白结合成为脂蛋白随血液循环转运到身体的其他组织或被分解利用、或被储存。由于三酰甘油是甘油的脂酸酯,因此三酰甘油的分解代谢主要是脂酸的氧化。这一过程的起始步骤医学上称为脂肪动员,即储存在脂肪中的三酰甘油,在一系列脂酶的作用下逐步水解为游离脂酸和甘油。

血脂代谢的影响因素有哪些

(1)年龄:随着年龄的增长,胆固醇在人体血液中的含量也逐渐增加。人类在30岁左右即可发生动脉硬化,并且病变程度也随着年龄增长继续加重,男性病变重于女性。但是,在65岁左右以后,不论男女,胆固醇不再继续升高,有的逐渐降低。中老年阶段的人群体检时尤其应注意血脂的检测。伴有冠心病、高血压、糖尿病等危险因素的患者更应定期随访血脂的变化。

(2)饮食:是血脂的重要来源,除了遗传基因的作用外,饮食是影响血脂水平的最重要因素。每日摄入食物的总热量高低对血脂的影响最直接、也最明显。如果每天摄入的总热量过多,机体将会把多余的能量转化为脂肪储存起来,此时血液中的三酰甘油和低密度脂蛋白将增加。若每天摄入过多的脂肪或高胆固醇食物,如动物内脏、海鲜等,血液中的低密度脂蛋白和胆固醇就会增加。如果高糖食物摄入过多,尤其是蔗糖、乳糖、葡萄糖时,过多的糖分就转化为脂类,此时肝脏合成低密度脂蛋白即三酰甘油明显增多。另外,乙醇(酒精)也可促进脂肪组织中的脂肪酸释放到血液中,同时促进三酰甘油的合成、抑制血液中低密度脂蛋白的清除。因此,大量饮酒可在人体内通过多种途径导致血脂异常。

虽然人体血浆三酰甘油、胆固醇主要靠自身合成,但食物的影响不容忽视,医学上倡导低糖低脂饮食。

(3)季节:通过对血脂进行全年的观察,我们发现血脂在夏季最低,冬季最高。并且对血脂偏高的人群而言,其血脂在冬季增高的幅度更大,这与心脑血管疾病在冬季高发的特点相一致。由此可见,在天气转冷后,高危人群更应该注意血脂的检测,及时从饮食及药物两方面积极预防、治疗血脂异常,这对降低心脑血管疾病的发生率、提高生活质量有显著意义。

(4)昼夜：通过实验和临床观察，研究者发现，血液中大部分胆固醇合成的部位是在肝脏，而且胆固醇主要是在夜间睡眠状态下进行合成的。因此，晚餐应尽量避免高脂、高胆固醇、高能量饮食。另外，他汀类降脂药物在睡前服用较早餐时服用其降脂效果更好。

(5)遗传：在生活中经常可以发现，尽管人们的年龄相近，生活饮食习惯相仿，血脂水平却差异较大，有的人血脂在正常范围，有的人却持续异常。甚至有个别人长期保持清淡饮食，其某项血脂指标如胆固醇或多项血脂指标仍高于正常范围，这就是由于每个人的体质、遗传因素不同造成的。

血脂都是有害的东西吗

一提到"血脂"，尤其是血脂与众多常见病、慢性病的紧密联系及其严重危害，人们往往是谈"脂"色变。科学家们已证实，血脂升高是冠心病、脑卒中(中风)发病的重要危险因素，很多患者一旦发现血脂升高就难免恐慌，饮食无所适从，甚至戒荤断油，正常生活受到严重影响。其实，血脂在一定水平范围内不但无害，而且还是我们人体所必需的基本物质。这一点，广大患者应当有正确认识。

血脂有何作用

(1)三酰甘油的作用：三酰甘油参与人体内能量代谢，是机体重要的能量来源，组织中的三酰甘油是机体的主要能量储存形式。正常人体内的脂肪量可抵抗2～3个月的饥饿。这也为人体在特殊情形下渡过难关、维持生命提供了保障。如手术应激、灾害受困等，就是依靠消耗脂肪产生的能量才使得人体各个重要脏器保持基本生命活动的功能。可以毫不夸张地说,脂肪就是人体的能量仓库。

（2）胆固醇的作用：胆固醇可以合成胆汁酸盐。胆汁酸盐是胆汁的主要成分,其功能是将大颗粒的脂肪变成小颗粒,使其易于与小肠中的酶作用,从而帮助脂肪消化吸收。85%～95%的胆汁被重新吸收入血,肝脏重新吸收胆酸使之不断循环,剩余的胆汁（5%～15%）随粪便排出体外。肝脏需产生新的胆酸来弥补这5%～15%的损失,此时就需要胆固醇。

胆固醇是构成细胞膜的重要组成成分,细胞膜包围在每一细胞外,胆固醇为它的基本组成成分,占质膜脂类的20%以上。有人曾发现给动物喂食缺乏胆固醇的食物,结果这些动物的红细胞脆性增加,容易引起细胞的破裂。研究表明,温度高时,胆固醇能阻止双分子层的无序化；温度低时又可干扰其有序化,阻止液晶的形成,保持其流动性。因此,可以想象要是没有胆固醇,细胞就无法维持正常的生理功能,生命也将终止。

胆固醇参与人体内多种激素的合成。激素是协调多细胞机体中不同细胞代谢作用的化学信使,参与机体内各种物质的代谢,包括糖类、蛋白质、脂肪、水、电解质和矿物质等的代谢,对维持人体正常的生理功能十分重要。人体的肾上腺皮质和性腺所释放的各种激素,如皮质醇、醛固酮、睾酮、雌二醇以及维生素D都属于类固醇激素,其前体物质就是胆固醇。

血脂的运输形式是什么

由于三酰甘油和胆固醇都是疏水性物质,不能直接在血液中被转运，同时也不能直接进入组织细胞中，所以它们必须与血液中的特殊蛋白质和极性类脂（如磷脂）一起组成一个亲水性的球状巨分子，才能在血液中被运输，并进入组织细胞。这种球状巨分子复合物就称作脂蛋白。所以脂蛋白是血脂运输的形式。就像邮轮载着汽油在河流中流动行驶一样，溶于水的脂蛋白把不溶于水的脂质运送到全身各处。脂蛋白主要由蛋白质、三酰甘油、磷脂、胆固醇及其酯组成，绝大多数是在肝脏和小肠组织中合成，并主要经肝脏进行分解代谢。

脂蛋白如何分类

血浆脂蛋白的组成、颗粒大小、分子量大小、水合密度以及带电荷强度是很不均一的，利用不同的方法可将脂蛋白分为若干类。常用于血浆脂蛋白分类的方法有超速离心法和电泳法，目前以前一种方法更为常用。超速离心法是根据脂蛋白在一定密度的介质中进行超速离心时漂浮速率不同而进行分离的方法。由于蛋白质的比重较脂类大，因而脂蛋白中的蛋白质含量越高，脂类含量越低，其密度则越大；反之，则密度低。用超速离心法可把血浆脂蛋白分为：乳糜微粒（CM）、极低密度脂蛋白（VLDL）、中间密度脂蛋白（IDL）、低密度脂蛋白（LDL）和高密度脂蛋白（HDL）。

（1）乳糜微粒（CM）来源于食物脂肪，颗粒最大，含外源性三酰甘油近90%，因而其密度最低。正常人空腹12小时后采血时，血浆中无CM。餐后以及某些病理状态下血浆中的CM含量较高时，因其颗粒大能使光发生散射，血浆外观混浊。将含有CM的血浆放在4℃环境下静置过夜，CM会自动漂浮到血浆表面，形成一层"奶酪"样物质，这是检查有无 CM 存在最简单而又实用的方法。CM 中的载脂蛋白(Apo)主要是 Apo AⅠ和 Apo C，其次是含有少量的 Apo AⅡ、Apo AⅣ、Apo B48 和 Apo E。

(2) 极低密度脂蛋白(VLDL)中三酰甘油含量仍然很丰富，占一半以上。由于 CM 和 VLDL 中都是以三酰甘油为主，所以这两种脂蛋白统称为 富含三酰甘油的脂蛋白。在没有 CM 存在的血浆中，其三酰甘油的水平主要反映 VLDL 的多少。由于 VLDL 分子比 CM 小，空腹 12 小时的血浆是清亮透明的，只有当空腹血浆中三酰甘油水平超过 3.3 mmol/L(300 mg/dl)时，血浆才呈乳状光泽直至混浊，但不上浮成盖。VLDL 中的载脂蛋白含量近10%，其中40%～50%为载脂蛋白 C(Apo C)，30%～40%为载脂蛋白 B(Apo B)100，10%～15%为载脂蛋白 E(Apo E)。

(3) 中间密度脂蛋白(IDL)是 VLDL 向 LDL 转化过程中的中间产物，与 VLDL 相比，其胆固醇的含量已明显增加。正常情况下，血浆中 IDL 含量很低。最新的研究结果表明，IDL 是一种有其自身特点的脂蛋白，应将其与 VLDL 和 LDL 区别开来。IDL 中的载脂蛋白以 Apo B100 为主，占 60%～80%，其次是 Apo C(10%～20%)和 Apo E(10%～15%)。

(4) 低密度脂蛋白(LDL)是血浆中胆固醇含量最多的一种脂蛋白，其胆固醇的含量(包括胆固醇酯和游离胆固醇)在一半以上。所以，LDL 被称为富含胆固醇的脂蛋白。血浆中胆固醇约 70% 是在 LDL 内，单纯性高胆固醇血症时，血浆胆固醇浓度的升高与血浆中 LDL 水平是一致的。由于 LDL 颗粒小，即使血浆中 LDL 的浓度很高，血浆也不会混浊。LDL 中载脂蛋白几乎全部为 Apo B100(占 95%以上)，仅含有微量的 Apo C 和 Apo E。

（5）高密度脂蛋白（HDL）颗粒最小，其结构特点是脂质和蛋白质部分几乎各占一半。HDL 中的载脂蛋白以 Apo AI 为主，占 65%，其余载脂蛋白为 Apo AII（10%～23%）、Apo C（5%～15%）和 Apo E（1%～3%），此外还有微量的 Apo AIV。

电泳法是利用血浆脂蛋白在电场中迁移速度不同而进行分离。用电泳法可把血浆脂蛋白分为以下 4 类：乳糜微粒、前β-脂蛋白、β-脂蛋白、α-脂蛋白。这种分类方法目前已不常用。

血脂代谢的途径如何

位于脂蛋白中的蛋白质称为载脂蛋白，现已发现有 20 余种载脂蛋白。载脂蛋白能介导脂蛋白与细胞膜上的脂蛋白受体结合并被摄入细胞内进行分解代谢。在脂蛋白的代谢过程中，有几种酶也起很重要的作用，主要包括脂蛋白脂酶和肝三酰甘油脂酶（或称肝脂酶）。所以，血脂代谢就是指脂蛋白代谢，而参与这一代谢过程的主要因素有载脂蛋白、脂蛋白受体和脂酶。

一般说来，人体内血浆脂蛋白代谢可分为外源性代谢途径和内源性代谢途径。外源性代谢途径是指饮食摄入的胆固醇和三酰甘油在小肠中合成 CM 及其代谢过程；而内源性代谢途径则是指由肝脏合成 VLDL，后者转变为 IDL 和 LDL，LDL 被肝脏或其他器官代谢的过程。此外，还有一个胆固醇逆转运途径，即 HDL 的代谢。

各种脂蛋白有什么功能

脂蛋白是血脂的运输形式。

(1) 乳糜微粒(CM)的功能是转运外源性三酰甘油和胆固醇,其中食物来源的三酰甘油很快被血管内皮细胞表面的一种酶[脂蛋白脂肪酶(LPL)]逐步水解释放出脂酸,被组织细胞摄取利用。一般认为,食物来源的胆固醇不直接影响血浆中其他种类的脂蛋白中胆固醇含量。因此,在食物脂肪的主动吸收过程中,血浆三酰甘油浓度会暂时性升高,而血浆胆固醇含量则几乎无变化。由于 CM 颗粒大,不能进入动脉壁内,一般不导致动脉粥样硬化,但易诱发胰腺炎。近年来的研究表明,餐后高脂血症(主要是 CM 浓度升高)亦可能是冠心病的危险因素。CM 的代谢残骸即 CM 残粒可被巨噬细胞表面受体所识别而摄取,因而可能与动脉粥样硬化有关。

(2) 极低密度脂蛋白(VLDL)的功能是转运内源性脂肪。由于 VLDL 浓度升高时,其结构也发生变化,颗粒变小,胆固醇的含量相对增加,因而具有致动脉粥样硬化作用。VLDL 浓度升高,还可影响其他种类脂蛋白的浓度和结构,如高 VLDL 血症常伴有小颗粒 LDL 增加,而小颗粒 LDL 易被氧化,氧化后的 LDL(Ox-LDL)具有很强的致动脉粥样硬化作用。另外,VLDL 浓度升高伴有血浆 HDL 水平降低,因而使体内抗动脉粥样硬化的因素减弱。同时 VLDL 的增高常与其他的冠心病危险因素相伴随,如胰岛素抵抗、肥胖、糖尿病等。因此目前多数学者认为,血浆 VLDL 水平升高是冠心病的危险因子。

(3) 中间密度脂蛋白(IDL)一直被认为它具有致动脉粥样硬化的作用。但是,由于 IDL 的分离技术相对复杂,有关血浆 IDL 水平与冠心病的大型临床研究报道不多。有研究表明,血浆 IDL 浓度升高常易伴发周围动脉粥样硬化。

（4）低密度脂蛋白（LDL）的功能是转运胆固醇；LDL是所有血浆脂蛋白中首要的致动脉粥样硬化性脂蛋白。已经证明粥样硬化斑块中的胆固醇来自血液循环中的LDL。LDL的致动脉粥样硬化的作用与其本身的一些特点有关，即LDL分子量相对较小，能很快穿过动脉内膜层。近来的研究发现，经过氧化或其他化学修饰后的LDL，具有更强的致动脉粥样硬化的作用。

（5）高密度脂蛋白（HDL）的功能是转运内源性胆固醇和磷脂，即将胆固醇从外周组织细胞运回肝脏，其结果是降低胆固醇在外周组织的沉积，被认为是一种抗动脉粥样硬化的血浆脂蛋白，是冠心病的保护因子。流行病学调查表明，人群中高密度脂蛋白-胆固醇（HDL-C）水平＜0.907 mmol/L（＜35 mg/dl）者，冠心病发病的危险性为HDL-C＞1.68 mmol/L（64.6 mg/dl）者的8倍。HDL-C水平每增加0.026 mmol/L（1 mg/dl），患冠心病的危险性则下降2%～3%。HDL的抗动脉粥样硬化作用可能是由于它能将周围组织包括动脉壁内的胆固醇转运到肝脏进行代谢有关。最近有人发现，HDL还具有抗LDL氧化的作用，并能促进受损内皮细胞的修复，还能稳定前列环素的活性。

血脂的归宿如何

清楚了血脂的来源，那么，血脂的归宿怎样？它是如何被利用或排出体外的呢？

三酰甘油大部分储存于腹部、皮下和肌肉间的脂肪组织中，因此表现为"大腹便便"或"将军肚"；饥饿时三酰甘油从脂肪组织中动员出来，产生人体活动需要的能量，以满足生命活动和体育运动（打球、跑步等）的需要。这就是专家倡导的控制饮食和适当运动可减轻体重的原因。

胆固醇遍布全身各处,是所有组织、器官的细胞组成成分。正常情况下,过多的胆固醇可经肝脏代谢,并以胆汁酸的形式排至肠道,最终排出体外。

但是,在某些异常的情况下,过多的胆固醇会沉积在动脉壁,形成一种医学上称为粥样斑块(因为肉眼所见这种块状物内部形状类似小米粥而得名)的物质,堵塞血管使血流不畅,甚至闭塞,形成多种多样的疾病,如堵塞心脏的血管可产生心绞痛与心肌梗死;阻塞脑血管可导致脑卒中(中风)和痴呆;堵塞四肢血管可引起四肢疼痛,尤其是下肢的跛行等。

化验血脂前有哪些注意事项

要了解自己的血脂情况,就必须抽血化验血脂。目前医学上提倡:20岁以上的人应该每5年检查一次血脂。40岁以上的人至少每1年检查1次血脂。有心脏病家族史、体型肥胖、长期甜食过多、吸烟、酗酒、习惯静坐、生活无规律、情绪易激动、精神常处于紧张状态,尤其是那些已经患有心脑血管疾病,如冠心病、高血压、脑梗死和高脂血症的患者,或者皮肤有黄色瘤的患者,更应在医师的指导下定期检查血脂。在进行血脂检查前应注意以下几点:

(1)当进行血脂检查时,请一定记住抽血当天不要吃早饭,必须空腹12小时以上,即抽取空腹12小时以上的静脉血。

这是因为一个人进餐后的几小时内,其血液中脂质和脂蛋白的成分和含量会发生相应变化。如果进食脂类食物,则血液可出现乳糜微粒,同时三酰甘油含量也可显著增高。这是一种正常的生理现象,是由于血液中脂蛋白脂酶还来不及对脂类进行彻底水解,测得的三酰甘油浓度可为空腹时的数倍乃至数十倍,并且此种现象可持续6～8小时。除乳糜微粒和三酰甘油含量增高外,其他脂质和脂蛋白成分也有变化,一直到12小时以后才慢慢地恢复到原来空腹的基础水平。进食糖类(碳水化合物),如米饭、馒头、糕点等,也可引起脂质和脂蛋白含量的变化,但变化的程度不像脂肪那么明显。所以要使检查比较准确,一定要做到抽血检查时已保持空腹10～12小时以上。因此若准备第二天早上7点左右抽血化验血脂的话,前一天晚上7:00以后就不能进食任何食物了。当然可饮少量白开水。

(2)采血前应维持原来规则的饮食,并保持体重恒定。

(3)在非生理期和病理状态比较稳定的情况下进行化验。4～6周内应无急性病发作。

(4)检查时不要服用某些药物,如避孕药、某些降压药物可能影响血脂水平,导致检验误差。

血脂检查易受多因素的影响,到医院化验前务必注意上述情况,这样,才能保证化验结果的准确无误。

化验餐后血脂有意义吗

人们到医院化验血脂时,一般是在清晨空腹状态下完成测定的。但是,人们一天中的大部分时间都处于进食后状态,也就是餐后状态。常规血脂化验的指标中,三酰甘油受食物的影响最大。

如何看懂化验单上的血脂指标

单纯的血脂升高几乎不会引起人们太多的不适,常不为患者所察觉,只有通过血脂检验才能知道。血脂检验单虽然很简单,但包括的内容较多,不同医院检验科所做的血脂项目差异也很大,而且各种血脂项目多由其英文缩写来表示,对于没有学过医的广大患者来说确实很陌生。

一般血脂检验单上含有的常见指标有总胆固醇(TC)、三酰甘油(甘油三酯)(TG)、高密度脂蛋白(HDL)、低密度脂蛋白(LDL)、非高密度脂蛋白(Non-HDL)、载脂蛋白A(Apo A)、载脂蛋白B(Apo B)、载脂蛋白E(Apo E)、脂蛋白a[Lp(a)]等。其后一般附有正常值范围,其量度单位为毫摩/升(mmol/L)或毫克/分升(mg/dl)。如你的检验结果有异常,偏高或偏低,检验结果值后会有相应的↑、↓符号标出。这样哪些指标异常就一清二楚了。

TC:这是总胆固醇(total cholesterol)的英文缩写,一般医院的检验科都可以检测的项目,它代表的是血中所有的胆固醇。

TG:这是三酰甘油(triglyceride,原称甘油三酯)英文的缩写,代表了血中所有三酰甘油的含量。

LDL-C:这是低密度脂蛋白-胆固醇(low density lipoprotein-cholesterol)的英文缩写。低密度脂蛋白是含有多种成分的复合体,医学上要测定其所有成分的含量比较困难,故使用它所含的胆固醇成分作为代表,来反映血中低密度脂蛋白的浓度。低密度脂蛋白中含有较高的胆固醇,因此是一项目前最受重视的血脂指标。

HDL-C:这是高密度脂蛋白-胆固醇(high density lipoprotein-cholesterol)的英文缩写,反映血中高密度脂蛋白的浓度。高密度脂蛋白是一项比较特殊的指标,它升高是一件好事,而过低则会增加心血管病的危险性。

此外,在一些较为全面的血脂检验单上,我们还可以看到 Lp(a),这是脂蛋白 a(lipoprotein a)的英文缩写,比较难记,但我们只要知道,Lp(a)升高可能会增加冠心病的危险性就行了。Lp(a)是 1963 年由 Berg(北欧的一位遗传学家)利用免疫方法发现的一种新的脂蛋白。Lp(a)的脂质成分类似于 LDL,但其所含的载脂蛋白部分除一分子 Apo B100 外,还含有另一分子载脂蛋白即 Apo(a),2 个载脂蛋白以二硫键共价结合。目前认为 Lp(a)是直接由肝脏产生的,不能转化为其他种类脂蛋白,是一类独立的脂蛋白。其正常值范围为 0~300 mg/L。另外,Apo B100 和 Apo AI是 2 项仅在大医院才检验的指标。血 Apo B100 浓度的变化多与低密度脂蛋白-胆固醇相一致,因此,Apo B100 升高对人体同样不利。Apo AI的变化则与高密度脂蛋白相同,所以,Apo AI升高对人体是有益的。

这里需要解释一下非高密度脂蛋白(Non-HDL)的含义。它是用总胆固醇减去高密度脂蛋白所得结果,又称为致动脉粥样硬化胆固醇。因为目前研究发现仅高密度脂蛋白有保护血管的作用,而引起动脉粥样硬化的脂蛋白种类并不单一,因此非高密度脂蛋白更能准确反映血脂对血管及相关疾病的影响,同时这一指标也广泛应用于降脂药物临床效果的评价。

虽然大家对血脂检验单上的基本项目有所了解,但检验单上还有很多正常值,而很多医师开降脂药处方时并不完全依据这些正常值,这是为什么呢?我们应该明确的是,血脂检验单上的正常值是相对的,对于指导临床治疗仅供参考。临床医师主要是根据每个患者的具体情况来决定降脂治疗方案。

血脂的参考值范围如何

一般来讲,生化指标没有明确的正常与异常的分界线。医学学术上通常用参考值、参考范围来代替习惯用的正常值、正常范围的说法。血脂水平的参考值范围,是相对于统计学意义而言的,即对某一地区、某一阶段、某一种族的人群来说,其中大多数人群的血脂在这一范围。由于各家医院检测设备、试剂的不同而导致其血脂标准存在一定差异。一般医院的总胆固醇正常值为低于 5.18 mmol/L,三酰甘油正常值为低于 1.70 mmol/L。值得注意的是,这一标准万万不可与防治动脉粥样硬化相关疾病的理想水平混为一谈。存在冠心病、高血压、糖尿病等动脉粥样硬化相关疾病的高危患者,其血脂达标要求更为严格。通常内科医师会反复向这些患者强调,高危患者的低密度脂蛋白(LDL)应控制在 2.59 mmol/L(100 mg/dl)以下,且 LDL 越低越好,极高危患者[如有急性冠状动脉综合征或缺血性心血管疾病合并糖尿病的患者,其 LDL 应降至 2.07 mmol/L(80 mg/dl)以下,美国标准为 1.81 mmol/L(70 mg/dl)]。

对正常人群而言,总胆固醇应<5.18 mmol/L(<200 mg/dl),三酰甘油应<1.70 mmol/L(<150 mg/dl),高密度脂蛋白>1.04 mmol/L(>40 mg/dl),低密度脂蛋白<3.37 mmol/L(<130 mg/dl)。具体范围详见表 1。

表 1 血脂的正常值范围

血脂项目	正常值范围
总胆固醇(TC)	<5.18 mmol/L
三酰甘油(TG)	<1.70 mmol/L

续 表

血 脂 项 目	正常值范围
低密度脂蛋白-胆固醇(LDL - C)	<3.37 mmol/L
高密度脂蛋白-胆固醇(HDL - C)	≥1.04 mmol/L
非高密度脂蛋白-胆固醇(non - HDL - C)	<4.14 mmol/L
载脂蛋白 AI(Apo AI)	1.2～1.6 g/L
载脂蛋白 B(Apo B)	0.8～1.1 g/L
载脂蛋白 E(Apo E)	29～53 mg/L
脂蛋白 a[Lp(a)]	0～300 mg/L

什么是胆固醇

胆固醇是体内最丰富的固醇类化合物,它既作为细胞生物膜的构成成分,又是类固醇类激素、胆汁酸及维生素 D 的前体物质。因此,对于大多数组织来说,保证胆固醇的供给、维持其代谢平衡是十分重要的。胆固醇广泛存在于全身各组织中,其中约 1/4 分布在脑及神经组织中,占脑组织总重量的 2%左右。肝、肾及肠等内脏以及皮肤、脂肪组织亦含较多的胆固醇,每 100 g 组织中约含 200～500 mg,以肝为最多,而肌肉较少,肾上腺、卵巢等组织胆固醇含量可高达 1%～5%,但总量很少。

胆固醇的来源如何

人体固醇的来源靠体内合成及从食物摄取,正常人每天膳食中约含胆固醇 300～500 mg,主要来自动物内脏、蛋黄、奶油及肉类。植物性食品不含胆固醇,而含植物固醇如

β-谷固醇、麦角固醇等,它们不易为人体吸收,摄入过多还可抑制胆固醇的吸收。

肝脏是合成和储存胆固醇的主要器官。胆固醇是合成肾上腺皮质激素、性激素、胆汁酸及维生素D等生理活性物质的重要原料,也是构成细胞膜的主要成分,其血清浓度可作为脂代谢的指标。

高胆固醇血症发病情况如何

随经济迅速发展,我国人民生活水平明显提高,饮食结构发生变化,从以粗粮和蔬菜为主,转变成高脂肪、高蛋白、高热量的"三高"食品,加之汽车进入家庭、电视和电脑的普及导致运动减少,超重、肥胖比例明显增加,糖尿病患者数迅速增加,胆固醇水平显著升高。

有研究表明,在35~59岁年龄段,我国男性高胆固醇血症患病率由20世纪80年代初的17.6%升高至1998年的33.1%,平均上升幅度达88%,女性平均升高65%。

2004年,第四次中国居民营养与健康现状的调查结果显示,我国18岁以上成人血脂异常患病率为18.6%,高胆固醇血症患病率为2.9%。高胆固醇血症比例随年龄增加而升高,18~44岁年龄组、45~59岁年龄组和60岁及以上年龄组分别为1.8%、4.7%和6.1%,其中,城市居民高于农村居民(分别为4.1%和2.4%)。

胆固醇在体内如何转化

胆固醇在体内不被彻底氧化分解为CO_2和H_2O,而经氧化和还原转变为其他含环戊烷多氢菲母核的化合物。其中大部分进一步参与体内代谢，或排出体外。

胆固醇可在肝脏氧化生成胆汁酸，并随胆汁排出，每日排出量约占胆固醇合成量的40%。在小肠下段，大部分胆汁酸又通过肝循环重吸收入肝，构成胆汁的肝肠循环；小部分胆汁酸经肠道细菌作用后排出体外。药物如考来烯胺（消胆胺）可与胆汁酸结合，阻断胆汁酸的肠肝循环，增加胆汁酸的排泄，间接促进肝内胆固醇向胆汁酸的转变。肝脏也能将胆固醇直接排入肠内，或者通过肠黏膜脱落而排入肠腔；胆固醇还可被肠道细菌还原为粪固醇后排出体外。

胆固醇的作用如何

胆固醇在体内是细胞膜的重要成分。此外，它还可以转变为多种具有重要生理作用的物质，在肾上腺皮质可以转变成肾上腺皮质激素；在性腺可以转变为性激素，如雄激素、雌激素和孕激素；在皮肤，胆固醇可被氧化为7-脱氢胆固醇，后者经常紫外线照射可转变为维生素D_3；在肝脏，胆固醇可氧化成胆汁酸，促进脂类的消化和吸收。

什么是"好"胆固醇和"坏"胆固醇

胆固醇是一种脂溶性物质，它不溶于水，不能独自在血液中运输，它是通过与载脂蛋白结合成脂蛋白，以微粒形式在血液中运行。它在血液中主要以低密度脂蛋白和高密度脂蛋白两种形式存在。低密度脂蛋白将胆固醇从肝脏转运到外周组织细胞，包括冠状动脉等。这种低密度脂蛋白过多，会加速胆固醇在外周组织的沉积，从而诱发冠心病。并且，低密度脂蛋白的浓度与冠心病的发病率呈正相关。因此，富含低密度脂蛋白的胆固醇由于参与了动脉血管管壁粥样硬化的形成而被称为"坏胆固醇"。

而高密度脂蛋白将胆固醇从外周组织细胞运回肝脏，其结果是降低胆固醇在外周组织的沉积。这样，富含高密度脂蛋白的胆固醇可以把动脉血管壁上的胆固醇微粒带走，防止了动脉血管的堵塞，因此常被称为"好胆固醇"。

由此可见，胆固醇自身有两面性。基于上述认识，一种理想的调脂药物，应该是既能降低低密度脂蛋白，又能升高高密度脂蛋白。

哪些人不该限制胆固醇

提起胆固醇，许多人都有些畏惧，生怕食物中含量高，吃后会落得个患心脑血管疾病的下场。人们的这些看法，也不无道理。现在的医学研究已经充分证明，血液中胆固醇的含量过高，与许多疾病，如动脉硬化、高血压、脑卒中有密切关系。但是，这几年来的健康知识宣传，也使人们产生了一些误解，把胆固醇当做了体内专门"捣乱"的"坏蛋"，好像它们"无恶不作"，对人体只有害处，而无益处可言。于是，许多人视胆固醇为"心腹大患"，对饮食中的胆固醇严加限制，不敢"越雷池一步"。他们似乎认为，胆固醇越低越好。

事实并非如此。最近医学调查发现，从人口疾病的总死亡率来看，低胆固醇者的死亡率比高胆固醇者要高。另外一项研究表明，低胆固醇者的脑卒中和肝癌的死亡率，要比高胆固醇血症者高出2倍以上。还有一项最新的研究指出，长寿老人的血清胆固醇，如果比正常人高出一些，10年内的总死亡率能减少15%。科学家认为，高龄老人的血清胆固醇水平偏高，并不是心脑血管疾病的危险因素。甚至认为，高龄老人的血清胆固醇水平偏高，与他们的长寿有关。

由此可见，对胆固醇也要"一分为二"，区别对待。中青年人的血清胆固醇如果超过正常标准，一定要注意控制食物中的胆固醇含量。但是，对于年纪大的人，特别是高龄长寿的老人，就不宜过多限制膳食中的胆固醇，只要注意膳食均衡、荤素搭配就行了。当然，经常体育锻炼非常重要。因为运动能够改善胆固醇的素质，提高胆固醇中"高密度脂蛋白"的水平，这样就会变不利为有利。

胆固醇与冠心病的关系如何

胆固醇水平升高是冠心病死亡最重要的原因。

在20世纪80年代前，我国人群胆固醇水平处于正常偏低状态，而当时冠心病发病率非常低。近20年来，我国冠心病发病率及病死率成明显升高。究其根源，与胆固醇水平升高有密切关系。追踪观察上海和北京两地的人群，结果就可见一斑。

1985～1999年，北京地区居民流行病学调查结果显示，人群中吸烟、糖尿病、高血压发病率无太多变化，而冠心病病死率则升高111%。其中，导致冠心病病死率升高的最重要原因是血胆固醇水平增加，其"贡献"率为77%。

对上海地区9 021名35～65岁的男女受试者平均随访8～13年，结果证明，血清总胆固醇（TC）基线水平与冠心病病死率呈正相关，血TC每升高10%（0.47 mmol/L），冠心病病死率危险增加23%。同样，在上海人群中，随着生活水平的提高，人群血胆固醇水平逐渐增加，冠心病患病率和病死率也增加。

胆固醇高低有何临床意义

（1）血清胆固醇升高：见于高脂血症、动脉粥样硬化、糖尿病、肾病综合征、甲状腺功能减退症、胆总管阻塞，以及摄入维生素 A、维生素 D、口服避孕药等药物。

（2）血清胆固醇降低：见于低脂蛋白血症、贫血、败血症、甲状腺功能亢进症、肝病、严重感染、营养不良、肺结核和晚期癌症，以及摄入对氨水杨酸、卡那霉素、肝素、维生素 C 等药物。

胆固醇偏高的可能原因有哪些

如果总胆固醇值高于正常值范围，就称为总胆固醇偏高。总胆固醇偏高的原因主要有以下 3 个方面。

（1）饮食不当：过多进食含高胆固醇的食物，比如心、肝等动物内脏。身体内摄入过多的胆固醇，引起总胆固醇偏高，这也是造成总胆固醇偏高的原因之一。

（2）阻塞性黄疸：这是由于胆汁排出受阻，血中出现脂蛋白-X 和肝内胆固醇合成亢进所致，以游离型胆固醇的增加为主。引起总胆固醇偏高，所以阻塞性黄疸是造成总胆固醇偏高的原因之一。

（3）高脂血症、糖尿病、动脉粥样硬化、肾病综合征、甲状腺功能减退症等疾病也会引起胆固醇增高。

高胆固醇血症知晓率与控制率如何

我国 10 省市队列研究结果表明，35～74 岁成年人群血清总胆固醇(TC)平均水平为 4.8 mmol/L(186.1 mg/dl),低密度脂蛋白-胆固醇(LDL-C)平均水平为 2.84 mmol/L(109.5 mg/dl)。校正年龄后,TC 临界升高[5.2～6.0 mmol/L(200～239 mg/dl)]和高 TC[≥6.24 mmol/L(≥240 mg/dl)]率分别为 23.8%和 9.0%。校正后的 LDL-Cl临界升高水平 3.38～4.13 mmol/L(130～159 mg/dl)、高水平 4.16～4.91 mmol/L(160～189 mg/dl)和极高水平≥4.94 mmol/L(≥190 mg/dl)比例分别为 17.0%、5.1%和 2.7%。总体上,北方高于南方,城市高于农村。

调查表明,在我国 10 省市 35～74 岁的成年人中,无论男女,轻度高胆固醇血症 TC 3.38～4.16 mmol/L(130～160 mg/dl)的知晓率低于 10%,治疗率和控制率均低于 5%。重度高胆固醇血症 TC≥6.24 mmol/L(240 mg/dl)知晓率约为 20%,治疗率和控制率基本在 15%以下。

分析显示,我国人群总体胆固醇水平较西方国家低,但自身比较,则逐渐明显升高。目前,估测全国血脂异常患病人数为 1.6 亿,这表明我国已进入高胆固醇血症流行期。借鉴西方经验,加强对人群的胆固醇健康教育,降低冠心病的发病率与病死率,仍然任重道远。

什么是三酰甘油

三酰甘油,原称甘油三酯,为动物性油脂与植物性油脂的主要成分,由 1 个甘油分子和 3 个脂肪酸分子组成,通过饮食摄取。三酰甘油(triglyceride,缩写 TG)是长链脂肪酸和甘油形成的脂肪分子。三酰甘油是人体内含量最多的脂类,大部分组织均可以利用三酰甘油分解产物供给能量,同时肝脏、脂肪等组织还可以进行三酰甘油的合成,在脂肪组织中储存。

血清三酰甘油增高,见于动脉粥样硬化症、糖尿病、代谢综合征、肥胖症、家族性高三酰甘油血症、脂肪肝、肾病综合征、慢性肾炎、肾淀粉样变性、甲状腺功能减退症、先天性脂蛋白酶缺乏、糖原沉积症等,妊娠后期三酰甘油也可增高。

血清三酰甘油减少,见于甲状腺功能亢进症、艾迪生病、肾上腺皮质功能减退、重症肝病、先天性β-脂蛋白缺乏症、吸收不良综合征等。

小儿血脂有何特点

小儿的血脂代谢紊乱,与成人相比而言有其独特的特点。比如小儿先天性的高脂血症比较多见。所以,儿童也有检验血脂的必要。儿童特别是婴幼儿进行血脂测定时,因为难以像成人一样先行禁食再抽血检验,并且血胆固醇的水平又不受禁食与否的影响,所以对小儿进行血脂检查时,可以在不禁食状态下检测血浆胆固醇含量。如果结果异常,应在2~3周内复查,并可以进行更加全面的血脂检测。小儿采血量较多时通常比较困难,故有人建议采用微量法检测。

关于儿童高脂血症的诊断,目前国内外尚无统一标准。至今仍推荐使用1992年美国国家胆固醇教育计划专家委员会制定的2岁以上儿童高脂血症的诊断标准。按照这一标准,儿童血脂的理想标准是总胆固醇<4.42 mmol/L、低密度脂蛋白-胆固醇<2.86 mmol/L;如果总胆固醇≥5.2 mmol/L或低密度脂蛋白-胆固醇≥3.38 mmol/L则为高脂血症。介于这两者之间的称为"临

界高值",即可疑高脂血症(表2)。

表2 2岁以上小儿高脂血症诊断标准

	总胆固醇 (mmol/L)	低密度脂蛋白-胆固醇 (mmol/L)
合适水平	<4.42	<2.86
临界高值	4.42～5.17	2.86～3.37
高脂血症	≥5.18	≥3.38

小儿肥胖与血脂升高有关吗

肥胖症是一种由于长期能量摄入超过消耗,导致体内脂肪聚积过多而产生的疾病。由于我国人民生活水平的提高,近年来我国儿童患肥胖症的病例也日益增多。小儿肥胖与成人肥胖症、冠心病、高血压、高血糖等均有紧密关联,已成为广大医务工作者及众多父母家长关心的重要问题,因此应积极预防、及早发现治疗。

肥胖儿童血脂增高的原因同成人一样,是多种因素共同作用的结果。肥胖可以引起一系列激素水平与代谢紊乱,各种因素协同作用,直接或间接对血脂产生不良影响。

肥胖儿童存在血脂异常有什么意义呢?因为高血脂与冠心病关系密切,提示肥胖儿童成年后发生冠心病的危险性增加。

我们要积极预防和治疗儿童的肥胖症,但对于其合并的血脂异常是否应给予治疗尚存争论,有人认为控制高脂血症不仅能防止动脉粥样硬化和冠心病的发生,而且对肥胖本身有益。但也有人持不同的观点。一般认为,肥胖的治疗关键在于控制体重,随着体重的有效控制,其血脂代谢紊乱有望得到纠正。但是对于严重的血脂异常的患儿,必须给予积极的处理。

为何低脂饮食有益于儿童健康

科学家发现,低饱和脂肪饮食有利于儿童健康。在一项研究中,663名8～10岁的儿童接受了研究试验,专家测量了他们的心理素质、血压、血胆固醇和微量元素的浓度,其中一半的儿童有其家庭食用规定的有益健康的低脂食物,其他儿童除食用规定的食品外,还可以食用其他营养食品,试验进行了3年。3年中所有儿童都有相似的健康成长率、相似的血中铁浓度,但接受饮食指导的儿童其血中不利于健康的低密度脂蛋白平均下降0.4 mmol/L(15.4 mg/dl)。同时,接受饮食指导的儿童较少有人患有抑郁症。

过去营养学家一直认为,孩子在2岁以前,必须食用足够的脂肪和胆固醇,医师也反对控制2岁内儿童的胆固醇摄入量。但最近的研究表明,高脂肪食谱不利于孩子健康成长。从婴儿7～13个月开始食用低饱和脂肪食物的婴儿比食用营养均衡的高脂肪食物的儿童其血中胆固醇浓度平均下降6%～8%。

为什么孩提时就应少吃肥肉及动物内脏

高脂肪食物对健康的危险,目前已普遍受到中老年人的注意。可是,不少家长误认为,小儿生长发育期需要加强营养,因而让小儿经常大量进食各种肉类,这是对加强营养的一种误解,尤其是肥肉,肝、肾等食品,若过多的进食就会影响钙的吸收而造成骨质生成障碍；又因儿童消化功能未完备，进食动物性脂肪过多，就会使胃的排空时间延长，造成腹部饱胀，形成反射性厌食，轻则影响到其他蔬菜、水果、豆制品等食物的进食，重则使下餐的饭量减少。

儿童正处于生长发育时期，需多种营养食物，过多地吃肥肉，会生成体内热量过多，若多余的热量不能及时地代谢转化成能量消耗出去，就会造成脂肪堆积起来使人发胖，这种肥胖大多又是成年后高血压、动脉硬化、糖尿病等发病原因之一。其次，动物脂肪所含的脂肪酸多数是饱和脂肪酸，植物脂肪所含的脂肪酸是不饱和脂肪酸，后者是幼儿神经发育、髓鞘形成必需的物质。所以幼儿，特别是哺乳期婴幼儿不宜过多吃动物性脂肪，应以植物脂肪为主。

有相当部分的独生子女家长片面地认为，动物肝、肾对孩子有好处，因而让孩子多吃这类食品，这是不科学的。因为动物肝、肾两脏是人体解毒、排毒的主要器官，无论是外来的还是体内的各种毒素，绝大多数要经过肝、肾处理后，使毒物转化为无毒或低毒物质或溶解度大的物质，然后再随胆汁到肠道或血液循环经肾脏排出体外。小儿年幼的各脏器发育尚未健全，其解毒排泄的功能同样也不完善，若经常进食大量的肝、肾，显然是有害的。

老年人血脂有什么特点

随着年龄的增长，人体各器官和组织会出现不同程度的衰退。老年人血脂代谢也受到影响。而且，由于物质文化水平的提高，运动减少，摄入过量的高脂肪食物，老年人高脂血症的发生率远远高于中青年。老年人作为一个特殊的群体，其血脂异常也有其独特性，与年龄、性别、自然环境条件、饮食结构和生活习惯等有关。

男性血清总胆固醇(TC)和低密度脂蛋白-胆固醇(LDL-C)从20岁以后稳定上升,一直到64岁左右开始缓慢下降;三酰甘油(TG)在成年期后呈持续上升趋势,50~60岁开始下降。女性血清总胆固醇(TC)和低密度脂蛋白-胆固醇(LDL-C)在25岁以后缓慢上升,绝经期后上升很快,60~70岁时达到高峰;三酰甘油(TG)成年期后持续上升,70岁以后开始下降。

随年龄的增长,高脂血症便造成心血管系统和其他脏器的慢性损害。因此,老年人因血脂异常所致的冠心病、脑卒中等疾病多于青年人或中年人。血脂异常还可能加重老年痴呆。老年人的血脂异常更容易引起肾动脉硬化、肾衰竭,诱发肢体坏死、溃烂等。最新研究还发现高血脂可能与老年人癌症的发病有关。

老年人血脂高需要治疗吗

血脂高在老年人中很常见,是引起老年人患冠心病的一个重要危险因素。老年人血浆胆固醇升高1%,患冠心病的危险性增加2%~3%,在老年女性人群中其危险性更高。

研究充分证明,降低血浆胆固醇能延缓动脉粥样硬化的进展,显著减少心脑血管疾病的发生和死亡,并且不良反应的发生并没有增加,安全性良好。然而,目前的现状是,由于老年人不易坚持服药,加上降脂药物起效慢、价格偏高等诸多原因,老年高脂血症患者远未得到合理的治疗,血脂并没有控制在合适的范围之内。

心脑血管疾病起始于青中年,待到发病,患者多已进入老年期。心脑血管疾病的预防应在青少年开始,并终生坚持。老年人在相同的血胆固醇水平时,比青年人更易发生心脑血管疾病。最新研究成果已充分证明,即使是年龄大于70岁的老年人,积极地降脂治疗也能显著地降低心肌梗死和脑卒中(中风)发生的危险性。因此,老年患者更应加倍注意控制血脂。

怎样正确关注血脂

随着生活水平的提高,存在血脂异常的人群也逐渐增多,尤其在中老年人中更普遍,并且往往伴有高血压、高血糖等多种慢性基础疾病。正是由于这些慢性疾病的危害逐渐被大家认识,对血脂的关注程度也与日俱增。因此,会出现一旦发现血脂检验单上稍有异常,尤其是偏高了就紧张不已的现象。其实,正是由于影响血脂代谢的因素较多,若出现了血脂异常,应及时就诊寻求医师准确、科学的诊断和健康宣教知识。因为不同的个体、不同水平的血脂异常需要不同的干预方式。何种情况下仅需饮食控制就可以了,饮食控制又如何保证能量与营养均衡,何种情况下需要降脂药物的帮助,何时抽血检验随访血脂水平,何时跟踪药物可能的毒副作用,诸如此类,均应在专业的、有资质的医师指导下获得,切不可盲目跟风,浪费钱财不说,还损害了自身的身体健康。另一方面,血脂正常的人群,也应定期(如每年)体检了解自己血脂水平情况,以防患于未然。

为什么"三高症"的说法并不科学

随着医学知识的普及和物质生活水平的提高,老百姓"我的健康我做主"的呼声也越来越高。因此当越来越多的高血压、高血糖、高血脂人群引起人们重视的时候，铺天盖地的广告、视频也随之进入人们视野。"三高症"的说法也由此应运而生。所谓的"三高"是指高血压、高血糖和高血脂。其实，这一提法并不科学。它只注意到"高血压、高血糖、高血脂"多发的普遍现象，而忽视了血脂异常中高密度胆固醇偏低的危害。正确的说法应该是"高血压、高血糖、血脂异常"，也就是目前广受关注的代谢综合征。

代谢综合征在早期可以毫无症状，也无异常感觉，但到了晚期可形成严重疾病，甚至危及生命。如心肌梗死、脑梗死、脑出血、糖尿病、肾脏疾病、动脉粥样硬化，等等。一旦患上代谢综合征，病症常伴随终身。

哪些人容易发生代谢综合征

除了遗传因素外，常见于中老年人、运动量不足者、长期超负荷工作或情绪波动者、吸烟者、肥胖症者、患有某些内分泌疾病者、长期服用糖皮质激素者，饮食不当（高盐、高糖、高胆固醇、高饱和脂肪酸类的食物）者等等。

常言道，病从口入。卫生部 2004 年《中国居民营养和健康状况》的调查结果显示：随着国民经济的持续快速发展，近 10 年来，我国城乡居民的膳食、营养状况有了明显改善，营养不良和营养缺乏患病率持续下降，但与此同时，我国也面临着营养缺乏与营养结构失衡的双重挑战。总体来讲，居民膳食结构普遍存在以下问题：① 肉类及油脂消费过多；② 盐摄入过高；③ 谷类食物消费偏低；④ 含纤维高的新鲜蔬菜进食不足；⑤ 钙、铁、锌、维生素 A 等微量元素和营养素摄入不足。这些均导致"高血压、高血糖、血脂异常"症等慢性病持续高发,已引起政府和全社会的高度重视。

了解一些 血脂异常 的 知识

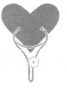

姓名 Name　　　　　　性别 Sex　　　年龄 Age
住址 Address
电话 Tel
住院号 Hospitalization Number
X 光号 X-ray Number
CT 或 MRI 号 CT or MRI Number
药物过敏史 History of Drug Allergy

血脂异常的概念是什么

血脂异常,顾名思义,指血液中脂类物质含量的异常。通常指血浆中总胆固醇(TC)和三酰甘油(甘油三酯)(TG)升高,故人们俗称为高脂血症。胆固醇和三酰甘油都是不溶于水的,它们必须被能溶于水的磷脂和蛋白质包裹才能存在于血液中,并在血液中循环运输,胆固醇、三酰甘油、磷脂和蛋白质组合在一起,形成易溶于水的复合物,叫做脂蛋白。脂蛋白中密度高、颗粒小的一部分称为高密度脂蛋白;而密度低、颗粒稍大的一部分称为低密度脂蛋白。实际上血液中某些脂蛋白成分偏高,也不一定完全是坏事,比如高密度脂蛋白-胆固醇(HDL-C),我们就希望它高一点,低了反而对人体有害。因此,高脂血症也泛指包括低、高密度脂蛋白血症在内的各种血脂异常。

那么,血脂异常的标准是什么呢? 根据2007年的《中国成人血脂异常防治指南》所述,中国成人血脂正常范围为:血清总胆固醇(TC)<5.18 mmol/L(200 mg/dl),血清三酰甘油(TG)<1.70 mmol/L(150 mg/dl),血清低密度脂蛋白-胆固醇(LDL-C)<3.37 mmol/L(130 mg/dl),血清高密度脂蛋白-胆固醇(HDL-C)≥1.04 mmol/L(40 mg/dl);边缘升高为:血清总胆固醇(TC)5.18~6.19 mmol/L(200~239 mg/dl),血清三酰甘油(TG)1.70~2.25 mmol/L(150~199 mg/dl),血清低密度脂蛋白-胆固醇(LDL-C)3.37~4.12 mmol/L(130~159 mg/dl);血脂异常为:血清总胆固醇(TC)≥6.22 mmol/L(240 mg/dl),血清三酰甘油(TG)≥2.26 mmol/L(200 mg/dl),血清低密度脂蛋白-胆固醇(LDL-C)≥4.14 mmol/L(160 mg/dl),血清高密度脂

蛋白-胆固醇(HDL-C)＜1.04 mmol/L(40 mg/dl)。

血脂异常如何分类

血脂异常的分类方法比较繁杂,归纳起来一般有3种:

1. 高脂蛋白血症的病因分型法

可分为原发性或继发性高脂血症。

(1) 原发性高脂血症:是由遗传基因缺陷或基因突变、饮食习惯、生活方式及其他自然环境因素等所致的脂质代谢异常。原发性高脂血症需排除继发性高脂血症后,方可诊断。

(2) 继发性高脂血症:是指由某种明确的基础疾患所引起的血脂异常。常见的能引起继发性高脂血症的基础疾患主要有糖尿病、甲状腺功能低下、慢性肾病和肾病综合征、阻塞性肝胆疾患、肝糖原储存疾患、胰腺炎、乙醇中毒、特发性高钙血症、多发性骨髓瘤、巨球蛋白血症及红斑狼疮、神经性厌食症等。此外,某些药物如噻嗪类利尿剂、含女性激素的口服避孕药、甲状腺激素、促进合成代谢的类固醇激素以及某些β-受体阻滞剂等也可能引起继发性血脂升高。当这些基础疾病被治愈或控制之后,或某些相关药物被停用之后,继发性高脂血症可望得到纠正。

2. 高脂蛋白血症的表型分型法

世界卫生组织(WHO)制定了高脂蛋白血症分型,共分为6型,如Ⅰ、Ⅱa、Ⅱb、Ⅲ、Ⅳ和Ⅴ型(表3)。这种分型方法对指导临床上诊断和治疗高脂血症有很大的帮助,但也存在不足之处,其最明显的缺点是过于繁杂。从实用角度出发,血脂异常可进行简易的临床分型(表4)。

表3　WHO高脂蛋白血症分型

分　型	胆固醇变化	三酰甘油变化
Ⅰ	↑	↑↑↑
Ⅱa	↑↑	
Ⅱb	↑↑	↑↑
Ⅲ	↑↑	↑↑
Ⅳ		↑↑
Ⅴ	↑	↑↑↑

表4　血脂异常的临床分型

分　型	TC	TG	HDL-C	相当于WHO表型
高胆固醇血症	增高			Ⅱa
高三酰甘油血症		增高		Ⅳ、Ⅰ
混合型高脂血症	增高	增高		Ⅱb、Ⅲ、Ⅳ、Ⅴ
低高密度脂蛋白血症			降低	

3. 高脂蛋白血症的基因分型法

随着分子生物学的迅速发展,人们从基因水平发现有相当一部分高脂血症患者存在单一或多个遗传基因的缺陷。由于基因缺陷所致的高脂血症多具有家族聚集性,有明显的遗传倾向,故临床上通常称为家族性高脂血症。家族性高脂血症通常包括家族性高胆固醇血症、家族性载脂蛋白B(Apo B)缺陷症、家族性混合型高脂血症、家族性异常β-脂蛋白血症、多基因家族性高胆固醇血症、家族性α-脂蛋白血症、家族性高三酰甘油血症等。

在临床上及日常生活中,我们一般选择简易的临床分型,易于记忆和理解。

什么是家族性高胆固醇血症

家族性高胆固醇血症是一种常染色体显性遗传疾病,人群发生比例为 1：500,其特征为低密度脂蛋白-胆固醇(LDL－C)水平明显升高,经常超过 61 mmol/L,伴肌腱黄色瘤和早发冠心病。其病因是由于肝脏表面特异性的低密度脂蛋白(LDL)受体数目减少或缺乏,导致肝脏对血液循环中低密度脂蛋白-胆固醇的清除能力下降,进而引起血液循环中低密度脂蛋白-胆固醇的水平升高。根据 LDL 受体的数目,分为两种类型:纯合子型家族性高胆固醇血症和杂合子型家族性高胆固醇血症。

如何看血脂检验单

许多人可能会问:我们拿到一张血脂检测的检验单,什么是正常,什么是不正常呢?

目前在临床上常用的血脂检验项目主要包括:总胆固醇(TC)、三酰甘油(TG)、高密度脂蛋白-胆固醇(HDL－C)、低密度脂蛋白-胆固醇(LDL－C)、载脂蛋白 A(Apo A)、载脂蛋白 B(Apo B)等 6 项。

那么这些指标的正常数值应该是多少呢?现介绍一般情况如下:

(1)总胆固醇(TC):低于 5.18 mmol/L(200 mg/dl)为正常,高于 5.18 mmol/L(200 mg/dl)为异常。

(2)三酰甘油(TG):低于 1.70 mmol/L(150 mg/dl)为正常,高于 1.70 mmol/L(150 mg/dl)为异常。

(3)低密度脂蛋白-胆固醇(LDL－C):低于 3.37 mmol/L

(130 mg/dl)为正常,高于 3.37 mmol/L(130 mg/dl)为异常。

(4) 高密度脂蛋白-胆固醇(HDL-C): 高于 1.04 mmol/L(40 mg/dl)为正常,低于 1.04 mmol/l(40 mg/dl)为异常。

(5) 载脂蛋白 AI(Apo AI): 1.2～1.6 g/L。

(6) 载脂蛋白 B(Apo B): 0.8～1.1 g/L。

下面分别叙述这些指标的临床意义:

(1) 总胆固醇(TC):影响胆固醇水平的因素主要有年龄、饮食习惯和遗传因素。胆固醇水平升高常见于见于动脉粥样硬化、高血压、糖尿病、胆道梗阻、肾病综合征、慢性肾小球肾炎、淀粉样变性、甲状腺功能减退、传染性肝炎、门静脉性肝硬化、某些慢性胰腺炎、自发性高胆固醇血症、家族性高α-脂蛋白血症等。胆固醇水平减少常见于严重贫血、急性感染、甲状腺功能亢进、肺结核、先天性血清β-脂蛋白缺乏及营养不良。

(2) 三酰甘油(TG):三酰甘油水平也受遗传和环境因素的双重影响。同一个人的三酰甘油水平受饮食和时间等因素影响较大。三酰甘油升高常见于高脂血症、动脉粥样硬化、冠心病、糖尿病、肾病综合征、胆道梗阻、甲状腺功能减退、急性胰腺炎、糖原累积症、原发性三酰甘油增多症等。

(3) 低密度脂蛋白-胆固醇(LDL-C): 低密度脂蛋白-胆固醇增高是动脉粥样硬化发生、发展的主要脂质危险因素,可以作为对冠心病及其他动脉粥样硬化性疾病的危险性评估的因子。其血液中水平越高,患动脉粥样硬化的危险性越大,易患冠心病及脑血管病。

(4) 高密度脂蛋白-胆固醇(HDL-C): 具有抗动脉粥样硬化的作用,故高密度脂蛋白-胆固醇减少提示易患冠心病。

(5) 载脂蛋白:载脂蛋白 AI(Apo AI)、载脂蛋白 B

(Apo B)可用于心脑血管风险度的评估,高密度脂蛋白-胆固醇、Apo AI下降和 Apo B 增高在心脑血管病最为明显,还见于高脂蛋白血症和其他异常脂蛋白血症。

检验血脂有哪些注意事项

血脂检查结果在心脑血管疾病的诊治及预防方面,具有十分重要的参考价值。但有些患者由于不了解血脂检查前的准备工作,而导致血脂检查结果不准,影响病情判断。那么,对于血脂检查我们要注意哪些方面呢?

第一,应该检查一下血的样本是不是在空腹状态下采取的。我们一般要求患者在采血前一天晚开始禁食 12 小时以上,于次日早上采取静脉血。

第二,还应注意受试者的饮酒及进食情况,3 天内不能饮酒,不能吃动物肉,因为饮酒能明显升高血浆中富含三酰甘油的脂蛋白及高密度脂蛋白浓度。动物的内脏、脑、骨髓、脂肪等胆固醇含量很高,这些食物中的脂肪会对血脂有暂时性升高的影响。

第三,在分析结果时,应考虑到脂质和脂蛋白水平本身有较大的生物学波动,其中部分是由于季节变化、月经周期及伴发疾病等原因所导致。

第四,当心药物干扰。某些治疗的药物可使胆固醇和三酰甘油降低;维生素 A、维生素 D 可使胆固醇升高;甘露醇可使三酰甘油升高。因此,在抽血前 2～3 天内,尽量不要服用这些药物。

第五,适度健身运动。化验血脂前 2～3 天不要做剧烈的健身运动,如跑步、打球、跳高等。因为运动量过大,会使脂肪中的脂酶活性增加,血脂会相应降低,这对化验结果也会有一定的影响。

最后需要说明,由于影响血脂的因素有很多,应该取 2 次血脂浓度的平均值作为标准的血脂浓度,期间间隔 1 周。另外,各个医疗单位检测血脂使用的方法、实验的条件也有差异,各项指标的正常值可能也不完全相同。一般情况下,在化验单上都标有正常参考值,可对比测定的各项指标是否超过了正常范围。

如何了解自身的血脂状况

虽然人们对"血脂"这个词并不陌生,也有许多人,特别是中老年人或多或少都知道高血脂会引起冠心病、脑梗死等心脑血管疾病,但"血脂"看不见又摸不着,人们对其还是感到很抽象,况且由于高血脂的发病是一个慢性过程,轻度高血脂通常没有任何不舒服的感觉,所以许多人对自己的血脂状况并不了解。那么,该如何了解自身的血脂状况呢?

首先,要了解血脂升高是一个长期的过程,轻度高血脂通常没有任何不舒服的感觉,较重的高血脂会出现头晕目眩、头痛、胸闷、气短、心慌、胸痛、乏力、口角歪斜、不能说话、肢体麻木等症状,最终会导致冠心病、脑卒中(中风)等严重疾病,并出现相应症状。

其次,要了解哪些人易得高血脂:有高血脂家族史者,体型肥胖者,中老年人,长期高糖饮食者,绝经后妇女,长期吸烟、酗酒者,习惯于静坐的人,生活无规律、情绪易激动、精神处于紧张状态者,肝肾疾病、糖尿病、高血压等疾病者。如果自己属于上述人群,就需密切关注自己的血脂情况。

再次,要注意某些身体的征象可能提供高血脂的诊断线索,如:① 身体的脚后跟、手背、臀部及肘、膝、指关节等处出现黄色、橘黄色或棕红色结节、斑块或疹子,即医学上称之为"黄色瘤",多提示有家族遗传性的高脂血症,往往高脂血症比较严重,应予高度重视。不过,眼皮周围(最常出现在上眼皮的内侧)的橘黄色略高出皮面的扁平黄色瘤也可见于血脂正常的人。② 眼睛的某些改变有时也能提示血脂异常。如在40岁以下的人中,眼睛上出现了"老年环",表现为黑眼珠周围出现一圈白色的环状改变,往往提示有家族遗传性高胆固醇血症的可能。此外,在眼科进行眼底检查如果发现小动脉上有脂质沉积引起的光散射时,常常是严重高三酰甘油血症的表现。③ 有冠心病、脑卒中(中风)、高血压病、糖尿病的患者或体型较肥胖者,可能同时合并有血脂异常,应常规进行血脂检查。④ 家族中尤其是直系亲属中,有较早(男性45岁以前、女性55岁以前)患冠心病特别是心肌梗死的患者时,可能有家族遗传性的血脂异常,也应注意对其他家庭成员的血脂进行检查。

最后,以上的线索只是起到提示的作用,最准确的知道自己血脂的方法就是到医院抽血检验血脂水平,以明确自己是否存在高脂血症,早诊断,早治疗。

高脂血症的临床表现有哪些

高脂血症的临床表现主要包括两大方面:脂质在真皮内沉积所引起的黄色瘤和脂质在血管内皮沉积所引起的动脉粥样硬化。由于高脂血症时黄色瘤的发生率并不高,而动脉粥样硬化的发生和发展则需要相当长的时间,因此许多高脂血症的患者并无任何症状和异常体征发现。

(1)黄色瘤:一种异常的局限性皮肤隆起,可表现为黄色、橘黄色或棕红色,多呈结节、斑块或丘疹形状,质地一般柔软。常见于肌腱部位、睑周、身体的伸侧、手掌等部位。

（2）角膜弓：即老年环，若见于40岁以下者，多伴有高脂血症，且以家族性高胆固醇血症为多见。

（3）脂血症眼底：由于富含三酰甘油大颗粒脂蛋白沉积在眼底小动脉上引起光散射所致，常常是严重的高三酰甘油血症伴有乳糜微粒血症。

（4）急性胰腺炎：严重的高三酰甘油血症可引起急性胰腺炎。

（5）游走性多关节炎：严重的高胆固醇血症特别是纯合子家族性高胆固醇血症可出现游走性多关节炎，但较少见。

哪些人需重点关注血脂检查

许多高脂血症的患者都是在体检时才发现血脂升高的，也有患者直到出现冠心病、脑卒中等严重疾病时才知道自己血脂升高，此时为时已晚。因此，我们需关注血脂检查的重点对象：

（1）已有冠心病、脑血管病或动脉粥样硬化病者。大家都知道，长期的高脂血症可引起动脉粥样硬化及心脑血管疾病，因此，已有此类疾病的患者就需注意自己的血脂水平。

（2）有高血压、糖尿病、肥胖、吸烟者。

（3）有冠心病或动脉粥样硬化家族史者，尤其是直系亲属中有早发冠心病或其他动脉粥样硬化性疾病者。

（4）有皮肤黄色瘤者。

（5）有家族性高脂血症者。

因此，我们建议20岁以上的成年人至少每5年测量1

次空腹血脂,40岁以上男性和绝经期后女性应每年均进行血脂检查,对于缺血性心血管病及其高危人群,应每3～6个月测定1次血脂。

哪些因素可引起血脂升高

当我们一旦查出血脂异常后,首先要先弄清它的发病原因,只有这样才能找到解决的办法。

脂肪来源于体内和体外两条途径。体内主要在肝内合成,而体外从饮食中摄取。而且,脂肪主要通过肝脏代谢清除。体内脂肪来源过多和肝脏清除减少都可导致血脂升高。例如:随着年龄的增长,肝脏清除脂肪的能力逐渐下降,血脂水平因此而逐渐升高。血脂偏高的亚健康状态和高脂血症的疾病状态,是由多因素所引起的,是环境因素与遗传基因异常相互作用的结果。目前已知能引起血脂升高的环境因素主要是饮食因素:

(1)高胆固醇和高饱和脂肪酸的摄入。例如有些人喜欢吃肥肉和动物内脏、蛋黄,有的喜欢用猪油或其他动物油炒菜吃。

(2)从饮食中摄取过多的热量,引起肥胖或超重,是高血脂、高血压、糖尿病和心脏病常见的危险因素之一。

(3)不良生活方式,如:长期静坐、酗酒、吸烟、精神紧张或焦虑等都能引起血脂升高。

另外一个因素就是遗传基因。遗传可通过多种机制引起高脂血症,某些可能发生在细胞水平上,主要表现为细胞表面脂蛋白受体缺陷以及细胞内某些酶的缺陷(如脂蛋白脂酶的缺陷或缺乏),也可发生于脂蛋白或载脂蛋白的分子上,多由于基因缺陷引起。即家族性高脂血症。

哪些疾病可引起血脂升高

除家族性高脂血症和饮食引起的高脂血症外,很多疾病均可以引起血脂升高,主要有糖尿病、甲状腺功能减退症、慢性肝炎、脂肪肝、肾病综合征、痛风、艾迪生病、库欣综合征等。其中最常见的为糖尿病、甲状腺功能减退、肾病综合征。

糖尿病患者表现为多饮、多食、多尿、体重下降,即我们平常所说的"三多一少"症状。检验血可以发现空腹和(或)餐后血糖升高,以及血脂升高。这是因为当糖尿病患者体内缺乏胰岛素或糖尿病未得到满意控制时,脂肪组织中的低密度脂蛋白酶的活性显著降低,使三酰甘油代谢减慢,清除发生障碍,血清三酰甘油增高,导致糖尿病性高三酰甘油血症。当糖尿病患者体内胰岛素水平相对增高(多见于肥胖型糖尿病患者),或注射胰岛素超过胰腺正常分泌量,造成外源性高胰岛素血症时,血清胰岛素水平升高,促进肝脏对三酰甘油的合成,导致内源性高三酰甘油血症。

甲状腺功能减退症表现为反应迟缓、表情淡漠、寡言少语、喜静懒动。检验血可以发现甲状腺功能低下。由于血浆中甲状腺激素含量不足,肝脏中胆固醇合成增加,引起血浆胆固醇升高。此外,甲状腺功能减退症的患者往往都伴随体重增加。如果体重超过正常范围,那么肥胖也将成为血脂升高的原因。

肾脏疾病表现为尿量减少、颜面水肿等。化验血液和尿液发现肾功能异常和尿的异常。尤其是肾病综合征患者在尿蛋白量过多时,低蛋白血症刺激肝脏过度合成脂蛋白,并超出了从尿液中丢失的脂蛋白量,从而引起血脂升高。当尿蛋白量减少时,肝脏清除脂肪出现障碍,同样导致血脂升高。由于肝脏对脂肪的清除障碍与脂肪合成增加，慢性肾衰竭患者也可引起血脂增高。

哪些药物会引起血脂升高

许多人特别是老年人可能患有多种疾病，每天需服用多种药物，因此，人们自然而然会想到，自己所服用的药物会引起血脂升高吗？一般来说，可引起血脂升高的药物大致有下面几种：

（1）利尿剂：长期服用利尿药中的氢氯噻嗪（双氢克尿塞）和氯噻酮等，可使血清总胆固醇和三酰甘油的水平升高。呋塞米（速尿）可降低高密度脂蛋白-胆固醇水平。长期服用利尿药引起血脂异常可能与糖代谢异常有关。用利尿药治疗的患者会对胰岛素产生抵抗作用。这种抵抗作用会使脂肪分解作用加强，血中游离脂肪酸增加，肝脏合成极低密度脂蛋白作用加速，从而使血清中极低密度脂蛋白和三酰甘油水平升高，对血清高密度脂蛋白-胆固醇水平产生轻微降低作用。

（2）β受体阻滞剂：一般来说，β受体阻滞剂在服用2周时对血脂无明显影响。服用普萘洛尔（心得安）2个月时，可使血清三酰甘油水平升高、高密度脂蛋白-胆固醇水平降低；服用1年时，不仅使血清三酰甘油水平升高、高密度脂蛋白-胆固醇水平降低，而且使血清总胆固醇和低密度脂蛋白-胆固醇水平也升高。

（3）苯妥英：口服3～6个月，可使血清总胆固醇水平升高19%。

（4）抗精神病药：如氯丙嗪用于治疗精神分裂症，口服9周时，可使血清总胆固醇和三酰甘油水平明显升高。推测这可能是药物的安定作用,使患者活动减少,热量消耗下降,加之食欲改善,热量供应增加,从而使肝脏合成三酰甘油增加。此外,药物还可通过影响某些脂蛋白代谢酶的活性,使血脂代谢发生障碍,引起血脂异常。

(5)口服避孕药:避孕药是一种由雌激素和孕激素按不同比例组成的人工合成的类固醇类激素制剂。研究表明,口服避孕药者低密度脂蛋白-胆固醇和三酰甘油水平明显升高,而对高密度脂蛋白-胆固醇水平的影响则取决于口服避孕药中所含雌激素和孕激素的比例。若雌激素比例占优势,则增加了抗动脉粥样硬化的高密度脂蛋白-胆固醇水平;而孕激素比例占优势者,则增加了致动脉粥样硬化的低密度脂蛋白水平,减少了抗动脉粥样硬化的高密度脂蛋白水平。因此,妇女服用口服避孕药时,一旦发现血脂异常,应在医师指导下改用其他口服避孕药。

引起高胆固醇血症的原因有哪些

高胆固醇血症是高脂血症的主要表现之一,引起高胆固醇血症的原因有以下几个方面:

(1)基础血浆低密度脂蛋白-胆固醇(LDL-C)水平高;

(2)饮食中胆固醇含量高;

(3)饮食中饱和脂肪酸含量高;

(4)体重增加;

(5)年龄因素:老年人低密度脂蛋白(LDL)分解代谢率降低,血胆固醇水平升高;

(6)绝经后妇女:妇女绝经后,体内雌激素水平下降,使血胆固醇水平升高;

(7)遗传基因的缺陷。

不吃肥肉为什么血脂还高

有些朋友可能会问,自己平时并不吃过多的肥肉等高脂肪食物,但胆固醇或者三酰甘油却仍然升高,这是什么原因呢?这就涉及血脂的来源问题。以胆固醇为例,它的形成有两个途径:第一个途径是外源性的,通过饮食、食物摄入的;第二个途径是体内合成的。所以即使把外源性的堵住了,如果体内合成是异常的,就是说遗传这个因素脂代谢出现障碍了,胆固醇合成过多或者胆固醇排泄困难,不能代谢掉,胆固醇也会蓄积的。有些人尽管不吃高胆固醇的食物,但如果体内合成有问题,胆固醇是照样可以蓄积的。体内合成也有很多其他问题,就是说我们吃进去的蛋白质、肉这些都可以转化成脂肪,即使不吃肉,鸡蛋、鱼,或者大米、白面、糖及淀粉类的食物吃进去以后也可以转变成脂肪或转变成胆固醇,而三酰甘油跟食物的相关性就更强了。所以,许多人尽管不吃或很少吃高脂肪食物,血脂却仍然升高。

什么是黄色瘤

黄色瘤是以皮肤损害为突出表现的脂质沉积性疾病。吞噬有脂质的细胞局限性聚集于真皮和肌腱,临床上表现为黄色、橘黄色或棕红色丘疹、结节或斑块。常伴有全身性脂质代谢紊乱和心血管系统等损害,可原发也可继发于其他系统性疾病。该病的皮疹形态和分布多种多样。主要有结节性、扁平性、发疹性及腱性4种类型。该病可以合并血脂代谢异常。有的病例有家族性,有的有系统性病变,如脂类沉积于心血管可产生动脉硬化和小血管的栓塞。有的还可合并或继发于其他疾病,如糖尿病、肝病、肾病等。

黄色瘤的发病原因是什么

黄色瘤一般分为高脂蛋白血症性黄色瘤及非高脂蛋白血症性黄色瘤两大类。

高脂蛋白血症的病因可分为原发性和继发性。原发性者病因不明,大多为家族性,系由于脂质和脂蛋白代谢的先天性缺陷所致,可能与脂蛋白脂酶的遗传缺陷或活性降低而影响脂蛋白分解有关。非家族性者为某些环境因素,如饮食营养和药物等通过某种机制所致。继发性者见于动脉粥样硬化、甲状腺功能减退症、糖尿病、黏液性水肿、肾病综合征、胰腺炎、肝胆疾病、痛风等疾病患者,也可因雌激素治疗、酒精中毒、肥胖等引起。

非高脂蛋白血症性黄色瘤包括正常脂蛋白血症性黄色瘤及其他罕见的先天性脂质代谢疾病。正常脂蛋白血症性黄色瘤的发病是由于血浆蛋白的异常病变或是组织细胞的异常增生而导致继发性的血浆脂质局部沉积。血浆蛋白的异常病变大多为某些骨髓增生性疾患,如见于多发性骨髓瘤、高γ-球蛋白血症、巨球蛋白血症、淋巴瘤和白血病等。组织细胞的异常增生包括朗格罕细胞组织细胞增生症(如恶性组织细胞增生症等)和非朗格罕细胞组织细胞增生症(多属良性疾患,如幼年黄色肉芽肿、播散性黄色瘤、弥漫性扁平黄色瘤等)。

黄色瘤的表现在哪些部位

(1)扁平黄色瘤:较常见,好发于颈肘窝、腋窝、股内侧及躯干等部位,常有高脂蛋白血症,黏膜往往不受损害。

(2)睑黄色瘤:青中年女性较多见,经常发生在眼睑内眦处,可单发或多发,逐渐发展形成较大范围的黄色瘤,也可与其他型黄色瘤伴发。

(3)结节性黄色瘤:多发于肘膝关节,皮疹隆起呈圆形,橘黄色结节状较硬,可单发也可多发,大者直径可达7~8cm,呈巨大结节性黄色瘤,可伴有高脂蛋白血症及冠心病等异常。

(4)发疹性黄色瘤:多为针头大小的皮肤损害,小黄瘤呈黄棕色,可迅速成群发生,并有瘙痒,皮疹数周后可自行消散,多发生于臀部、臂、大腿屈侧与腹股沟等部位。本型多有高脂血症的高乳糜微粒血症。

(5)腱黄色瘤:发生在肌腱上的黄色瘤可为丘疹或结节状,多发于手足背伸肌腱及跟腱部位。血脂可升高也可在正常范围内。

(6)掌黄色瘤:发生在沿掌纹和手指掌面纹理分布的扁平黄色瘤常很微细,呈线状分布,多有高脂血症。

(7)播散性黄色瘤病:比较少见,皮损呈多发性小黄丘疹或小黄结节,成群分布于颈、腋肘腘窝、腹股沟等部位。

发现黄色瘤后应做哪些检查

(1)血脂测定、纸上电泳测定:可测定胆固醇、三酰甘油、高密度脂蛋白-胆固醇(HDL-C)、低密度脂蛋白-胆固醇(LDL-C)、极低密度脂蛋白-胆固醇(VLDL-C)等。高脂蛋白血症Ⅱ型又称家族性高胆固醇血症,为多基因性高胆固醇血症,在睑黄瘤、腱黄瘤及结节性黄色瘤中经常发生,属常染色体显性遗传。高脂蛋白血症Ⅳ型又称家族性高三酰甘油血症或家族性联合高脂蛋白血症,在扁平黄瘤和结节性黄瘤中经常发生。

(2)口服葡萄糖耐量试验:了解空腹及餐后血糖水平,以除外糖尿病及糖耐量减低(餐后高血糖)型血糖异常所引起的高脂血症及高脂蛋白血症。

(3)肝功能、肾功能、甲状腺功能测定:了解白蛋白、总蛋白及免疫球蛋白水平等,以除外胆汁性肝硬化、肾病综合征及黏液性水肿等疾病引起的继发性黄色瘤病。

黄色瘤如何治疗

黄色瘤发现后,应给予药物、局部及原发疾病等多方面同时治疗。

(1)药物治疗:可给予降脂药物,如考来烯胺(消胆胺)、烟酸、非诺贝特、洛伐他汀(美降脂)、辛伐他汀(舒降之)、红曲提取物(脂必妥)或藻酸双脂钠等,一般采用1种或2种即可。中药可采用泽泻、虎杖、首乌、山楂、毛冬青或决明子等。

(2)局部治疗:较小黄色瘤可选用电分解术、电凝术、液氮冷冻疗法、CO_2激光烧灼术、40%三氯醋酸腐蚀法等,皮损较大者则采用外科手术切除治疗。

(3)原发疾病治疗:如同时患有糖尿病、肾病综合征、甲状腺功能减退症、胆汁性肝硬化、胰腺炎、痛风或骨髓瘤等病,必须同时治疗。

查出高血脂怎么办

首先应进一步检查全身各系统情况。有些疾病可成为高脂血症的诱发因素,如肾病综合征、系统性红斑狼疮、糖尿病、酒精中毒、肝脏疾病和异常球蛋白血症等。另外,有些药物如噻嗪类利尿药、呋塞米等亦可引起血脂升高。由于高脂血症的发展可导致全身各脏器的动脉硬化,从而引起各类疾病,如冠心病、脑血管病(脑血栓、脑出血等)、肾功能不全等。

因此,这类重要脏器的各项功能与生化指标的检查,如肝肾功能、血压、血糖、尿常规、血黏度、血脂、凝血功能等,应经常进行和动态观察相配合,以防止重要脏器功能减退。当然,在有无重要脏器受到高脂血症侵害时,都应采取降脂措施,减少动物脂肪的摄入,根据脏器功能适时进行体力活动,多摄入植物类食物,在烹饪时要多用植物油。

高胆固醇血症有哪些危害

众所周知,尤其是中老年人,胆固醇升高容易导致冠心病、脑梗死等动脉粥样硬化性疾病。

我们先来说说胆固醇的生理作用。胆固醇是细胞膜的重要成分,对于维持正常的细胞功能有着重要作用;胆固醇是维持人体正常新陈代谢不可缺少的原料,是抗老防衰、延年益寿的重要物质,也是体内多种激素的重要原料,如类固醇激素、维生素 D、胆汁酸的重要原料。可以说,细胞离不开胆固醇,机体离不开胆固醇,人体内一旦没有了胆固醇,不但谈不到健康长寿,就连人体正常的生理代谢和生命过程都维持不下去。

但是,如果血液中的胆固醇浓度长期过高,会造成血管内膜损伤,继而出现纤维斑块,发展至斑块出血、斑块破裂、局部血栓形成,造成血管管腔狭窄甚至闭塞,也可使血管壁扩张而形成动脉瘤。如果发生在冠状动脉,会导致冠状动脉粥样硬化,可引起心绞痛、心肌梗死或心肌纤维化;如果发生在脑动脉,会导致脑动脉粥样硬化,可引起缺血性脑卒中或脑萎缩;如果发生在肾动脉,会导致肾动脉粥样硬化,可引起高血压或肾脏萎缩;如果发生在下肢动脉,会导致下肢动脉粥样硬化,可引起间歇性跛行或下肢坏疽等。

到目前为止,国内外已有多项研究证明,胆固醇升高是冠心病发病的最重要的危险因素,人群中血浆胆固醇的水平与冠心病的发病率和病死率呈明显的正相关;并且,积极降低血浆胆固醇浓度无论是对已罹患冠心病或者是对无冠心病的患者来说,都可以预防冠状动脉事件(包括心绞痛发作、急性心肌梗死、冠状动脉猝死)的发生。同样,缺血性脑卒中与冠心病有诸多相似之处,均与动脉粥样硬化有关。由此可见,降低胆固醇水平可显著降低心脑血管疾病的发病率和病死率。

高三酰甘油的危害有哪些

三酰甘油大部分来自饮食。其主要作用是为人体提供和储存能量。虽然三酰甘油对人体有着重要作用,但也不能超量。血液中三酰甘油增高的危害虽然隐匿难以觉察,但任其发展下去,三酰甘油增高的后果却很严重。

科学研究显示,三酰甘油增高已成为动脉粥样硬化、冠心病及其他心血管疾病的重要危险因素之一。三酰甘油增高已成为冠心病相关标志之一。

高三酰甘油的危害最直接体现在动脉粥样硬化上。

高三酰甘油的后果是容易造成"血稠",即血液中脂质含量过高导致的血液黏稠,在血管壁上沉积,渐渐形成小斑块,即我们平时说的动脉粥样硬化。而血管壁上的这些块状沉积会逐渐扩大面积和厚度,使血管内径变小、血流变慢,血流变慢又加速了堵塞血管的进程,严重时血流甚至被中断。

这时,高三酰甘油的危害已经相当严重了。除了血流中断,阻塞物脱落还能造成血栓;高三酰甘油的后果无论发生在哪个部位,对人体损伤都很严重。如果在心脏,可引起冠心病、心肌梗死;在大脑,可发生脑卒中(中风);发生在眼底,会导致视力下降、失明;如在肾脏,可引起肾衰竭;发生在下肢,则出现肢体血流不畅导致坏死。此外,高三酰甘油的危害还包括引发高血压、胆结石、胰腺炎;还能够加重肝炎、致使男性性功能障碍、导致老年痴呆等。研究表明,三酰甘油高的后果还包括一点,它可能导致癌症的发生。

高三酰甘油的危害是非常多的,不要因为轻度三酰甘油高、没有明显症状就忽视了它的存在。高三酰甘油的后果严重,要想远离,早防早治是根本。

低血脂的危害有哪些

高血脂的危害许多人都知道,而且不少人都能说出一大堆,因此,人们长期都错误地认为,血液中胆固醇水平是降得越低越好。老年人害怕高胆固醇导致心脑血管疾病;年轻人害怕高胆固醇引起肥胖,都把胆固醇看成是健康的大敌。殊不知,胆固醇是维持正常生理功能所需要的重要物质,胆固醇水平过低同样会导致许多疾病,对人体健康造成极大危害。

（1）引发出血。胆固醇是细胞膜的重要成分，维持细胞的正常生理功能。低胆固醇使细胞膜变脆，导致血管壁脆弱，特别是脑内的小血管由于缺乏外围组织的支撑作用，其抵抗血压变化的能力减弱，在高血压的人群中，就容易发生脑血管破裂导致脑出血。

（2）诱发癌症。有研究证明，老年妇女血液中胆固醇含量过低时，癌症和冠心病的发病率会升高。近年来，癌症普查还发现，血胆固醇含量相对较高的人群，癌症发病率显著下降。这表明，体内适量的胆固醇能提高细胞的生理功能，促进新陈代谢，增强人体免疫力。长期低脂饮食，人体蛋白质的摄入量不足，抵抗疾病的能力下降，容易发生恶性肿瘤，特别是消化道肿瘤。

（3）易患抑郁症。人体内胆固醇不足，会发生抑郁症或精神状态的不稳定，甚至引起自杀及其他事故的发生。日、美医学家研究证实，长期食素的老人，血清胆固醇低下，出现抑郁症的危险性增大。俄国科学家发现，低胆固醇血症的老人中有15.74%出现明显的抑郁症状，80岁以上者有15.23%因抑郁而发生危险。这可能是由于人体免疫系统过剩反应所造成的。因此，低胆固醇血症可直接加速老年抑郁症的发生。

（4）影响智力发育。人在婴儿和童年期缺乏胆固醇，日后的智力会受到影响。因为胆固醇是神经元细胞膜和神经鞘膜的重要成分，而后两者是智力发育的物质基础。人在青年时期长期吃低胆固醇饮食，会引起难治性贫血。

（5）易患帕金森病。胆固醇含量过低易得帕金森病，且男性表现得更为明显。据分析，有两种理由能解释胆固醇水平和帕金森病之间的关系：首先，胆固醇有助于清除体内可能引发帕金森病的毒素；其次，胆固醇作为调节激素分泌的前体，能以多种形式广泛参与神经中枢系统的活动。专家还指出，对青年和中年人来说，其胆固醇含量会随着年龄的增长而增加。到了晚年，胆固醇的含量开始减少。但与此同时，帕金森病的患病概率却开始增加。因此要确保体内的胆固醇含量达到最佳水平。

血脂异常会遗传吗

血脂代谢异常有许多原因，其中之一就是遗传因素。遗传在血脂代谢异常里占一定的比例，有一些血脂高的类型属于特殊的遗传类型，比如说，基因缺陷造成胆固醇的代谢异常，这种患者胆固醇往往非常高，而且患者往往在早期，比如在青年时代或者是青少年时代就出现很多并发症，就夭折了。

许多高血脂患者具有家族聚集性，有明显的遗传倾向，这些疾病统称为家族性高脂血症。有些家族性高脂血症的遗传基因缺陷已基本清楚，如家族性高胆固醇血症，它是一种常染色体显性遗传性疾病。由于基因突变，使细胞膜表面的脂蛋白受体完全或部分缺乏，血脂清除受阻，造成血总胆固醇水平和低密度脂蛋白水平明显升高。这类患者常有皮肤多部位的黄色瘤，并过早地发生冠心病。这种突变的基因可以从上一代传给下一代，引起下一代也发生高脂血症，主要由遗传所致。一般而言，有血脂代谢异常家族史者后代出现血脂异常的机会较多。临床上，更常见的一种所谓"多基因"的高胆固醇血症，虽然有家族聚集性，但目前尚不能检测出具体的异常基因。

老年人血脂异常有何特点

高脂血症在老年人中很常见,是引起冠心病、脑卒中等心脑血管疾病的最危险因素。随着年龄的增长,人体各器官和组织都会出现不同程度的衰退,老年人血脂代谢也受影响。老年人血脂异常与年龄、性别、自然条件、饮食结构和生活习惯等密切相关。

男性血总胆固醇和低密度脂蛋白-胆固醇从20岁以后稳步上升,一直到65岁左右开始缓慢下降,三酰甘油在成年期后呈持续上升的趋势,50~60岁开始下降。女性血总胆固醇和低密度脂蛋白-胆固醇在25岁后缓慢上升,绝经期后上升较快,60~70岁时达到高峰,三酰甘油成年期后持续上升,70岁以后开始下降。随着年龄的增长,高脂血症可造成心脑血管和其他脏器明显受累,老年人因血脂异常导致的冠心病、脑卒中等疾病多于青年人和中年人。

同时,血脂异常还可能加重老年痴呆,老年人的血脂异常更容易引起肾动脉硬化、肾衰竭,诱发肢体坏死、溃烂等。最新研究还发现,高脂血症可能与癌症的发病也有一定的关系。现代研究证明,降低血胆固醇能延缓动脉粥样硬化的进展,显著减少心脑血管疾病的发生和死亡。然而,由于老年人不易坚持服药,加上降血脂药物起效慢、价格偏高等原因,使老年高脂血症患者常未得到合理的治疗,血脂并没控制在合适的范围内。即使年龄大于70岁的老年人,积极地治疗高脂血症也能显著地降低冠心病、心肌梗死和脑卒中发生的危险性。因此,老年高脂血症患者更应倍加注意控制血脂。

食物与血脂异常有何关系

近年来,随着人们生活水平的改善,脂肪和总热量摄入过多的现象发生在越来越多的人身上,不仅是中老年人,不少年轻人在体检时也被查出血胆固醇或三酰甘油升高,这里的原因可能是现代人体力活动减少、热量消耗降低、多食高胆固醇食品及甜食,脂类代谢功能失调,加上中老年人代谢功能衰退,机体组织萎缩,可造成血脂异常。

也许有人会问,自己平时非常注意饮食,基本以素菜为主,为什么也出现血脂升高?而有的人经常吃荤菜,血脂怎么还正常?

其实,血脂并非完全从食物中摄入,人体自身会产生一个平衡。即如果从食物中吸收的胆固醇多了,那么体内自身产生的胆固醇就会减少,相反,如果摄入的胆固醇减少了,体内产生的胆固醇就相应增加。这样,体内的胆固醇水平就保持动态平衡,维持在一个正常水平上。因此,只要体内血脂代谢调节正常,血脂就可以维持在正常水平。

那么,对于已经出现血脂异常的人们,饮食该如何控制呢?有以下几点:

(1) 合理膳食:有粗有细,不甜不咸,三四五顿,七八分饱。

(2) 控制总热量:男性每天 300 g(6 两)主食,女性 200 g(4 两),以全麦面包、燕麦、稷米、马铃薯、南瓜为佳,少吃点心,不吃油炸食品。

(3) 减少饱和脂肪酸的摄入:少吃动物脂肪,尤其注意隐蔽的动物脂肪如香肠、排骨内的脂肪。

（4）增加不饱和脂肪酸的摄入：每周吃 2 次鱼,用橄榄油、玉米油、葵花籽油或茶籽油等植物油代替其他烹调用油。每人每天食用油的用量应小于 20 g(约两平勺)。

（5）控制胆固醇的摄入：每天胆固醇的摄入量应＜200 mg。不吃动物内脏,减少含脂肪高的肉类食物,蛋黄每周不超过 2 个,建议用脱脂奶代替全脂奶。

（6）其他：多吃蔬菜、水果和豆制品,少吃甜食。

饮酒与血脂异常有何关系

酒的品种很多,有果酒、啤酒、黄酒、白酒、红酒等。对健康人来说,适量饮酒是有一定的益处的。它能兴奋大脑,使心跳加快、血管扩张,促进血液循环,刺激食欲。

近年来研究证明,少量饮酒尤其是红酒,可以调节血脂。适量饮酒不仅可使低密度脂蛋白和极低密度脂蛋白浓度降低,而且可升高高密度脂蛋白-胆固醇的浓度。它还可以抑制血小板的聚集,并增强纤维蛋白的溶解,因而阻止血液在冠状动脉内凝固,起"活血化瘀"的作用。因此,有人认为,适量饮酒可使患冠心病危险性下降。

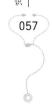

但是,长期大量饮酒者常引起血脂升高。少数人适应能力较差,长期大量饮酒,可能会出现严重的高脂血症。这是因为乙醇(酒精)可影响酶类的活性,间接引起三酰甘油增高,脂肪转化增多,同时,使脂蛋白酶增加,胆固醇运转蛋白降低,引起血低密度脂蛋白和胆固醇增高。

因此,有酒癖者,最好控制酒量,每天啤酒不超过 350 ml(7 两),红酒以 150 ml(3 两)为度,若是白酒则 50 ml(1 两)足矣,这对血脂可能还有一定的调节作用,而不致损害健康。

有高血压、肝、脑、肾等疾病的患者以及长期服用阿司匹林者，需特别注意，以禁酒为宜。

饮茶与血脂异常有何关系

对于茶，许多人都不会陌生，这是我国的特产，从古代开始，便名扬海内外。它具有提神醒脑、消炎解毒、抗衰老、降血脂等功效。

饮茶可降低人体血液中总胆固醇、低密度脂蛋白-胆固醇和三酰甘油，同时可以增加高密度脂蛋白-胆固醇，加速脂肪和胆固醇的代谢。各种茶均有一定的降脂作用，尤以乌龙茶、绿茶及普洱茶最为有效。在我国古代文献中就有茶可"解油腻"、"祛人脂"的记载。曾有人用茶叶中的儿茶素进行降血脂实验，结果十分明确地显示了儿茶素对降血脂和预防动脉粥样硬化症的效果。国外科学家曾用乌龙茶做了个实验：每天饮 7 杯乌龙茶，连续 6 个星期后，饮用乌龙茶的人血浆中三酰甘油水平有明显下降，同时高密度脂蛋白-胆固醇水平上升，高密度脂蛋白-胆固醇占总胆固醇的比例也有所增高，这说明乌龙茶具有调节血脂的功效。我国的科学家观察了饮用沱茶对高脂血症患者的影响，每天饮用 15 g 沱茶的茶汤，连续 1 个月，也显示了明显的降血脂效果。

那么，饮茶为什么会降低血脂和胆固醇呢？这主要归功于茶中丰富的茶多酚、茶多糖、茶色素和维生素 C 等。一是茶多酚单体或聚合体（茶色素如茶黄素等）具有显著降血脂作用，茶多酚类物质降血脂的机制主要是通过以下途径：抑制肠管组织对胆固醇的摄取和吸收；抑制体内胆固醇合成，降低脂蛋白脂肪酶活性；抑制脂蛋白合成，加速脂质分解,促进胆固醇转化为胆汁酸,降低胆固醇含量。二是茶多酚类能溶解脂肪:对脂肪代谢起重要作用,不仅明显抑制血浆和肝脏胆固醇的上升,还能促进脂类化合物从粪便中排出。除了茶多酚,茶多糖对高血脂也有显著疗效。茶多糖可提高高密度脂蛋白-胆固醇含量,还能与脂蛋白酯酶结合,促进动脉壁脂蛋白酯酶进入血液而抗动脉粥样硬化。

在日常生活中,茶常分为绿茶和红茶,绿茶是未经发酵的茶,所含各种营养素、维生素和微量元素等比经发酵加工的红茶多,在调节血脂代谢、防止动脉粥样硬化的作用方面优于红茶。

饮咖啡与血脂异常有何关系

咖啡,"西方饮料的上帝",如今越来越多地进入人们的生活。适当饮用咖啡,不仅能缓解疲劳,振奋精神,而且对提高脑力和体力劳动的效率颇有裨益。随着社会的发展,人们对咖啡和喝咖啡方式的认识也在不断地改变;科学家们也一直在关注着咖啡与血脂、心脏病之间的关系。

有研究发现,大量饮用咖啡可能使血中游离脂肪酸增加,血胆固醇升高,容易引起心脏病。可也有学者认为,咖啡可以使高密度脂蛋白-胆固醇升高,有利于预防冠心病;并且认为饮用咖啡后,可使储藏的脂肪分解,有减肥的功效,虽然可能因此引起血中游离脂肪酸浓度上升,但利大于弊。

最近的研究认为,咖啡对血脂的影响可能与咖啡的加工方法有一定的关系,咖啡中有一种油性的物质,它对于心血管的影响因人而异,但是通常会造成血胆固醇升高。这种物质的多寡与煮咖啡的方式有关,当煮咖啡是以高压蒸汽或悬滴式来煮时,因为咖啡豆与热水接触的时间短,所以这种油性物质被提取出来的量少;但如果以浸泡为主的煮法,则咖啡豆与热水接触时间长,因此比较容易提取出大量的油性物质。另外,这种油性物质可用滤纸过滤掉。

可以说,饮用咖啡对血脂和冠心病是否有影响、有多大影响,目前尚未取得共识。但是,只要不是大量饮用,每天1～2杯是不会有什么坏处的。

吸烟与血脂的关系怎样

我们身边总能见到吸烟有害健康的提示,但是,在实际生活中,吸烟的人还是有很多,并且还出现许多新烟民。吸烟的危害除了大众熟悉的易患肺部疾病外,还可以引起血脂代谢的紊乱,这一点可能大部分人并不了解。

有研究表明,在对照吸烟和不吸烟两组人群的血脂水平后发现,吸烟指数与高脂血症患病具有明显的剂量-效应关系,吸烟组低密度脂蛋白-胆固醇(LDL－C)和载脂蛋白 B(Apo B)的水平高于对照组。而且吸烟者的血清中总胆固醇及三酰甘油水平升高,高密度脂蛋白-胆固醇水平降低,因此,嗜烟者冠心病的发病率和病死率是不吸烟者的2～6倍,且与每日吸烟支数呈正比。不仅如此,长期受吸烟者影响的被动吸烟者,血清高密度脂蛋白-胆固醇水平也会下降,而总胆固醇水平则升高。所以说,吸烟不但害己,也殃及旁人。

高脂血症会遗传吗

随着社会的进步,人们生活水平的提高,如今有越来多的人患有高脂血症,这其中有部分人发现家族成员中部分有血脂升高,因此,就有人担心高脂血症会遗传。那么,高血脂究竟会不会遗传,不能一概而论。因为引起血脂升高的原因是多方面的,除遗传因素外,传统的饮食习惯、运动量的多少、工作方式等外界环境因素的作用也是非常重要的。

目前已知的属于遗传因素引起血浆胆固醇水平升高的家族性血脂异常有下列数种:家族性高胆固醇血症、家族性载脂蛋白 B100 缺陷症、多基因家族性高胆固醇血症、家族性混合型高脂血症、家族性异常 β-脂蛋白血症、家族性 α-脂蛋白过多症。

但是目前临床上最常见的高脂血症即普通("多基因")的高胆固醇血症,是多个基因和膳食以及其他环境因素之间的相互作用的结果。此时的高脂血症是在一定的遗传背景下,通过环境的影响而发生的。

高脂血症与肥胖的关系怎样

现在,人们发现社会上肥胖的人是越来越多,不仅仅是中老年人,这其中还包括不少"小胖子",许多人都知道"一胖生百病",而肥胖首当其冲的就是引起血脂紊乱。

研究表明:肥胖和血脂的关系异常密切。体重每增加 10%,血浆胆固醇相应增加 0.3 mmol/L(12 mg/dl)。在日常临床工作中我们发现,肥胖人群中患高脂血症者可达到 40%,重度肥胖患者中可达到 70%以上。

肥胖者血脂容易升高的原因有:① 机体组织对游离脂肪酸的动员和利用减少,血中的游离脂肪酸积聚,血脂容量增高;② 肥胖者空腹及餐后血浆胰岛素浓度常增高,约比正常人高1倍,而胰岛素有促进脂肪合成、抑制脂肪分解的作用,如肥胖者进食过多的碳水化合物,则血浆三酰甘油合成增加,指数增高更为明显;③ 肥胖者餐后血浆乳糜微粒澄清时间延长,血中胆固醇清除缓慢,指数也会升高。

由于肥胖症患者的脂肪和胆固醇大量沉积于脏腑组织和血管,影响到心脑血管、肝胆肠胃系统、呼吸系统、泌尿生殖系统等的功能活动,从而成为多种疾病的基础和温床。

为什么瘦的人也会血脂升高

在大多数人的印象中,似乎只有胖人才会出现血脂升高,但是,在日常体检中,我们发现体型正常或较瘦的人血脂升高的并不少见。这是因为引起血脂升高的原因很多,包括遗传和多种环境因素,而体重只是众多因素的其中之一,但不是唯一决定因素。

曾有研究表明,瘦人如果不经常运动,胆固醇将和胖人一样高。体型偏瘦、但不爱运动、精神压力过大、爱吃高蛋白、高脂肪和甜食等生活习惯的人虽然脂肪没有胖人多,但血液中的胆固醇含量、冠心病等疾病的发病风险与胖人无异。因为冠心病与脂肪相关性小,而与低密度脂蛋白-胆固醇的含量紧密相连。

由于血脂紊乱可以在相当长时间内无症状,许多瘦人误认为自己与高血脂无缘,在饮食和生活方式上无节制,一旦出现症状会比其他人更严重。因此,瘦人也应特别注意血脂,千万不要认为高脂血症是胖人的"专利"而对血脂掉以轻心,尤其对于那些患有高血压、糖尿病、冠心病的慢性病患者来说,定期检查血脂是非常必要的,一旦发现血脂偏高要及时治疗。

高脂血症患者在饮食上应注意什么

高脂血症患者养成良好的饮食习惯是非常重要的,因此,对高脂血症患者而言应尽量少吃含热量高的食物,特别是身体肥胖,就需要尽量减少这类食物的摄入量,并且,高脂血症患者不要暴饮暴食,尽量少吃含糖高的食物。

高脂血症患者在饮食上还要尽量少吃肥羊肉、肥牛肉、肥鸭肉等这类的食物,主要是因为里面所含有的动物性脂肪是非常多,如果长期过多地摄入这类的食物,对高脂血症这种疾病的恢复是非常的不利,并且还会使高脂血症这种疾病的病情更加的严重,同时高脂血症患者在饮食上要尽量少吃肝、肾、蟹黄等食物,主要是因为里面所含有的胆固醇非常高。

高脂血症患者在饮食上可以多吃些含有膳食纤维多的食物,可以很好地促进胆固醇排泄、减少胆固醇合成,对高脂血症的恢复是非常有帮助的,因此,高脂血症患者应多吃蔬菜、水果、粗粮等食物。

血脂异常的治疗

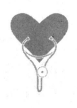

姓名 Name _____ 性别 Sex ____ 年龄 Age ____
住址 Address
电话 Tel
住院号 Hospitalization Number
X 光号 X-ray Number
CT 或 MRI 号 CT or MRI Number
药物过敏史 History of Drug Allergy

调脂治疗有哪些误区

（1）未认识到血脂异常的危害性：近年来，随着对治疗血脂异常的众多大规模临床试验结果的分析，医学专家们对血脂异常的危害性及可治疗性有了统一的认识。但在现实社会中，因为缺少大规模的健康宣教，使广大民众及部分基层医务人员对血脂异常的危害性缺乏正确的认识。这是导致目前我国血脂异常的治疗率及达标率仍很低的重要原因之一。

（2）血脂异常的诊断标准及治疗目标不统一：首先，目前在我国因为医疗条件的限制，在检测血脂的实验室标准上暂没有统一。有些实验室应用间接法测血脂，有些实验室应用直接法测血脂。其次，目前采用的血脂异常诊断的标准也不统一，有些医师将欧美等国外的诊断标准用于我国，而没有考虑我国与西方国家在饮食习惯、社会环境、遗传等因素上的不同。再次，目前对血脂异常治疗的达标标准也不统一。这些也是造成目前我国血脂异常治疗率不理想的一个原因。我们认为，目前可以依据我国的《2007年血脂异常防治指南》制定的血脂异常诊断、治疗标准及治疗目标来进行统一的正规诊治。

（3）降脂及调脂概念未加以区别：近年来，随着对血脂异常的研究深入，过去习惯上叫高脂血症的现在应当称为血脂异常。因为血脂的成分有6种：总胆固醇、三酰甘油、高密度脂蛋白、低密度脂蛋白、极低密度脂蛋白和乳糜颗粒。其中高密度脂蛋白是对抗动脉粥样硬化的，其升高是有益处的，而降低是有害的。而其他多种脂质成分是导致动脉粥样硬化的危险因素，升高是有害的，应当降低至一定水平才有益处。因此,现代意义上的血脂异常治疗是将有害的降低、有益的升高,达到血脂的平衡,故将原来的降脂治疗改称为调脂治疗。

(4) 滥用各种降脂保健药物:目前用于治疗血脂异常的主要药物为他汀类及贝特类药物,其疗效是非常明确的,只要掌握其适应证,合理应用,密切观察,一般是没有问题的,即使有一些毒副作用也是可以避免的,故对其应用应当不必担心。而目前市场上大量有关降脂的保健品却成分不清、鱼龙混杂、良莠不齐,疗效不确切,故不能滥用。

(5) 调脂治疗单一:目前有些医师与患者认为调脂治疗就是服用他汀类、贝特类药物就可以了,这是错误的。调脂治疗应该是全面的综合治疗,即膳食治疗、运动治疗与药物调脂治疗相结合。其中应特别强调基础治疗的重要性,即改变不良生活方式、体育锻炼、改善饮食结构(低热量、低脂、低饱和脂肪酸、低胆固醇摄入)等是所有治疗的基础,不能或缺。其中运动治疗不仅能降低胆固醇等血脂水平,还有升高高密度脂蛋白的作用。此外,还要考虑降低其他危险因素,如降低血压、限制摄盐量、增加天然抗氧化物的摄入量(如多服天然维生素E、多吃水果及蔬菜)等。

(6) 调脂治疗不规范及没有目的性:血脂异常的治疗是一种长期的治疗,部分患者甚至需要终生治疗。但有些患者对此认识不足,常常会造成治疗断断续续,往往一次检验血脂正常,就自行停药,不做定期的血脂监测及监测肝肾功能、肌酶等。还有就是很多患者不知道调脂治疗中根据自己的情况,其治疗的目标是什么,达标后有什么收益。这些都需要在就诊时向医师问清楚,这样治疗才有目的性。

什么是血脂异常的膳食治疗

根据最近的研究,在东方人群中血清总胆固醇每增加 0.6 mmol/L(23 mg/dl),冠心病发病的相对危险增加 34%。因此在东方人群中防治血脂异常是预防冠心病的重要措施之一。而膳食治疗是治疗血脂异常的最重要的基础。

(1)膳食治疗的主要内容:影响血脂主要因素之一是食物中的饱和脂肪酸和胆固醇含量,以及因膳食热量的摄入与消耗不平衡而导致的超重和肥胖。因此膳食治疗的主要内容是降低饱和脂肪酸和胆固醇的摄入量,以及控制总热量和增加体力活动来达到热量平衡,同时为防治高血压还应减少食盐摄入量。这是治疗血脂异常的第一步,同时也要贯穿在调脂治疗(包括药物治疗)的全过程。

(2)膳食治疗的目标:对于高胆固醇血症进行膳食治疗的目的不仅是为了降低血清胆固醇,同时需要保持患者在其性别、年龄及劳动强度的具体情况下有一个营养平衡的健康膳食,还要有利于降低心血管病的其他危险因素,增加保护因素(表5)。

表5 高胆固醇血症膳食治疗目标

营养素	建议
总脂肪	<30%
饱和脂肪酸	8%
多不饱和脂肪酸	8%~10%
单不饱和脂肪酸	12%~14%
糖类(碳水化合物)	>55%
蛋白质	15%左右
胆固醇	<300 mg/dl
总热量	达到保持理想体重

上述目标是参考美国成人高胆固醇检出、评价与治疗方案的膳食治疗方案,又根据我国人群20世纪90年代膳食情况略作修改而成。此方案大体相当于目前我国大城市中年人群营养素平均摄入量,因此对于高脂血症患者是可以做到的。其中最关键的是脂肪、饱和脂肪酸和胆固醇摄入量。

热量百分比计算方法:

脂肪(或脂肪酸)热量百分比 = {[脂肪(或脂肪酸)摄入量(g)×9]/总热量(kcal)} × 100%

蛋白质热量百分比 = {[蛋白质摄入量(g)× 4]/总热量(kcal)} × 100%

碳水化合物热量百分比 = {[碳水化合物摄入量(g)× 4 /总热量(kcal)]} × 100%

(3)膳食治疗的方法及具体实施方案(表6)

表6 高脂血症膳食控制方案(达到 AHA StepⅠ)

食物类别	限制量(g/d)	可选择品种	减少或避免食用品种
肉类	75	瘦猪、牛、羊肉(去皮),鱼	肥肉、禽肉皮、加工肉制品(肉肠类)、鱼子、鲍鱼、动物内脏(肝、脑、肾、肺、胃、肠)
蛋类奶类	250(3~4个/周)	鸡蛋、鸭蛋、蛋清、牛奶、酸奶	蛋黄、全脂奶粉、乳酪等奶制品
食用油	20(2平勺)	花生油、菜籽油、豆油、葵花籽油、色拉油、调和油、香油	棕榈油、猪油、牛羊油、奶油、鸡鸭油、黄油

续 表

食物类别	限制量(g/d)	可选择品种	减少或避免食用品种
糕点、甜食		最好不吃	油饼、油条、炸糕、奶油蛋糕、巧克力、冰淇淋
糖 类	10（1平勺）	白糖、红糖	糖果、巧克力、蜜饯
新鲜蔬菜	400~500	深绿叶菜、红黄色蔬菜	
新鲜水果	50	各种水果	加工果汁、加糖果味饮料
盐	5(半勺)		
谷 类	500*（男）400（女）	米、面、杂粮	
干 豆	30（或豆腐150,豆制品等45）	黄豆、豆腐、豆制品	油豆腐、豆腐泡、素什锦

*注：指脑力劳动或轻体力劳动,体重正常者。

中国人膳食中脂肪的主要食物来源于如下：

● 饱和脂肪酸：家畜肉类(尤其是肥肉)、动物油脂、奶油糕点、棕榈油；

● 胆固醇：蛋黄、蛋类制品、动物内脏、鱼子、鳗鱼、墨鱼；

● 总脂肪：肉类(尤其肥肉)、动物油脂、植物油(植物油固然能提供不饱和脂肪酸,但它和动物油一样能提供较高的热量,有些植物油也含一定量的饱和脂肪酸,故植物油也不应摄入过多)。

这个方案的重点是根据上述食物来源来指导患者限制某些食物摄入量,并选择适当品种,同时考虑到有利于降低其他危险因素水平,如限盐、增加抗氧化维生素(蔬菜、水果)等。此控制方案列为对高脂血症膳食治疗的总体要求,实际应用时要针对患者情况加以个体化,即根据患者的血清总胆固醇或低密度脂蛋白-胆固醇(LDL－C)水平及其目前膳食存在的主要问题,对某些项目强调教育。以上控制方案也可以用来作为评价患者膳食的参考标准,尤其着重了解肉、蛋、食用油和糕点甜食的摄入量及品种。

对于高三酰甘油血症和血清高密度脂蛋白-胆固醇(HDL－C)过低者的治疗应以控制体重为主要目标,因为它们常是代谢异常综合征(或称胰岛素抵抗综合征)的一部分。控制体重除应限制膳食中的高热量食品如脂肪、甜食等之外,还应增加体育锻炼,如散步、慢跑、体操、骑自行车等,每天坚持20～30分钟,以达到热量收支平衡。超重肥胖、血清三酰甘油增高者除按照上述治疗方案外,还应适当控制主食,即吃"八成饱"。

食物降脂有哪些方法

随着人们生活水平的不断提高,饮食越来越丰富,伴之而来的是人体内的血脂水平越来越高,这使得本来就常见、多发的高脂血症发病率呈上升趋势,其中一个重要的原因就是饮食结构的改变。每当人们面对丰盛的餐桌,品味山珍海味,饱餐大鱼大肉时,对一些瓜果、蔬菜却视而不见,其实这些瓜果蔬菜皆有着餐桌上的"降脂药"之美誉。

中医学认为,高脂蛋白血症的形成与人体内的膏脂、痰浊、瘀血有关,因此,将其分为4种类型。针对不同的类型,分别采用相应的降脂食物来治疗。

第一类是痰湿壅盛型:这类患者的特点是身体肥胖,有沉重感;经常感到胸闷,有白痰,吃东西不香。饮食要注意以清淡为主,最好多吃以下食物:小米、玉米、萝卜、豆类及豆制品、黑木耳、茄子、豌豆苗、番茄、莴笋、橘子、柚子、桃、豆油、茶、鲤鱼、海蜇等。忌食生冷瓜果、甜食和油腻味重的食物,以免生痰助湿。

第二类是痰瘀互结型:这类患者的特点是头晕发沉,胸痹心痛,四肢麻木;舌暗,有瘀斑,舌苔腻,脉沉涩。这主要是由内热造成的。因此,要禁食燥热的食物,如羊肉、狗肉、辣椒、花椒、胡椒、桂皮、姜等。

第三类是脾虚痰湿型:这类患者的特点是身体肥胖,气短懒言,经常感到乏力、嗜睡。平时应多吃一些健脾的食物,如蚕豆、扁豆、山药、鸡肉、虾、带鱼、红枣、栗子、糯米等,忌食寒性食物,如生冷瓜果、蟹肉、鸭蛋等。

第四类是肝肾阴虚型:这类患者的特点是年迈体弱,腰酸腿软,疲倦乏力,头晕耳鸣,眼睛干涩,常常会觉得心悸、失眠、口干。可以常吃点补肝和补肾的食物,如黑豆、黑木耳、海藻、蘑菇等。

此外,得了高脂蛋白血症的患者要尽量戒酒,因为乙醇(酒精)能促进胆固醇及三酰甘油的合成,升高血脂。

以下是一些治疗高脂血症的药膳方及食疗方,以供读者参考,读者可以根据自己的实际情况选择适宜的药膳方或食疗方治疗,或咨询中医师及营养师后选择。

柴胡降脂粥

[原料] 柴胡 8 g、白芍 10 g、泽泻 10 g、茯苓 10 g、粳米 20 g。

[制作] 加水适量煮至糜烂,每日 1 次。

[适应证] 适用于两胁胀满、情志不畅、烦躁易怒的患者。

杜 仲 茶

[原料] 杜仲叶 5 g,优质乌龙茶 5 g。

[制作] 用沸水冲泡,加盖 5 分钟后饮用,每日 1 次。

[特点] 茶浓香,味美。

[功效] 补肝肾,强筋骨,降压。可用于高血压、高脂血症、心脏病等。

菊花山楂茶

[原料] 菊花 15 g、生山楂 20 g。

[制作] 水煎或沸水冲泡 10 分钟即可。

[用法] 每日 1 剂,代茶饮用。

[作用] 健脾,消食,清热,降脂。适用于冠心病、高血压、高脂血症、肥胖。

[功效] 菊花又称"延寿花",久服利血气、轻身延年,菊花还有降压、抗衰老作用;山楂降胆固醇、止疼痛。两药相佐,是老年人理想的保健饮料。

山楂粥

[原料] 山楂 30～45 g(或鲜山楂 60 g),粳米 100 g,砂糖适量。

[制作] 将山楂煎取浓汁,去渣,同洗净的粳米同煮,粥将熟时放入砂糖,稍煮 1～2 沸即可。

[用法] 作点心热服;10 日为一个疗程。

[功效] 健脾胃,助消化,降血脂。适用于高脂血症、高血压、冠心病,以及食积停滞、肉积不消。

[注意] 不宜空腹及冷食。

泽泻粥

[原料] 泽泻 15～30 g,粳米 50～100 g,砂糖适量。

[制作] 先将泽泻洗净,煎汁去渣,入淘净的粳米共煮成稀粥,加入砂糖,稍煮即成。

[用法] 每日 1～2 次,温热服。

[功效] 降血脂,泻肾火,消水肿。适用于高脂血症、小便不利、水肿等。

[注意] 宜久服方能见功。阴虚患者不宜用。

菊花决明子粥

[原料] 菊花 10 g,决明子 10～15 g,粳米 50 g,冰糖适量。

[制作] 先把决明子放入沙锅内炒至微有香气，取出，待冷后与菊花煎汁，去渣取汁，放入粳米煮粥，粥将熟时，加入冰糖，再煮1～2沸即可食。

[用法] 每日1次；5～7日为一个疗程。

[功效] 清肝明目，降压通便。适用于高血压、高脂血症，以及习惯性便秘等。

[注意] 大便泄泻者忌服。

三七首乌粥

[原料] 三七5g，制何首乌30～60g，粳米100g，大枣2～3枚，冰糖适量。

[制作] 先将三七、首乌洗净放入沙锅内煎取浓汁，去渣，取药汁与粳米、大枣、冰糖同煮为粥。

[用法] 供早晚餐服食。

[功效] 益肾养肝，补血活血，降血脂，抗衰老。适用于老年性高脂血症、血管硬化、大便干燥，及头发早白、神经衰弱。

[注意] 大便溏薄者忌服。服首乌粥期间，忌吃葱、蒜。

其他相关食疗方

（1）大蒜头捣烂取汁（或加奶油）服，治高血脂。

（2）暑热、高血压、高血脂：海带30g，冬瓜100g，薏苡仁30g同煮汤。加适量白糖食用，每日1次。

(3) 玉米研细粉与粳米适量同煮粥,用白糖调味食用。有宁心和血、调中开胃作用,适用于冠心病、高血压、高血脂、心肌梗死、动脉硬化等心血管疾病及癌症的防治。

(4) 山楂10 g,杭菊10 g,决明子15 g,稍煎后代茶饮,每日1次,治高血脂。

(5) 海带适量,经常煮汤食用,可治高血压、冠心病、肥胖症、高血脂,并有抗癌作用。

(6) 山楂50 g(洗净切块)备用,瘦猪肉1 000 g煮至六成热捞出切块,用生姜、花椒、葱、料酒、豆油等调料与肉块拌匀,腌1小时后投入油锅,炸至微黄色捞起,生山楂炸后,倒入猪肉与山楂同炒,用麻油、味精、白糖调味食用。有滋阴润燥、化食消积作用。适用于脾虚积滞、高血压、高血脂等症。

(7) 牡蛎肉50 g,草决明15 g,加水煮至肉烂时食,每日1~2次,治高血压、高血脂。

(8) 制何首乌50~100 g于沙锅内,浓煎取汁,加入粳米100 g、大枣3枚,同煮粥,用冰糖调味食用。有补肝肾、延年益寿、养血抗老作用。适用于肝肾虚损、头晕耳鸣、头发早白,以及老年人高血脂、血管硬化、血虚便秘等症。大便溏稀者忌食。服食本品期间忌食葱、蒜、萝卜、茶叶。

(9) 荷叶粥:鲜荷叶一大张洗净切碎煮汤,然后捞去荷叶,汤汁与粳米100 g同煮粥,加白糖调味食用。有解暑清热、消瘀血、降血压、降血脂、消肥胖作用。适用于暑热天胸闷烦渴、头昏脑胀、小便短赤、高血压、高脂血症,及肥胖症。

什么样的血脂异常患者需要药物调脂治疗

凡是经检查发现存在血脂异常，经过正规的调整饮食结构、加强运动锻炼、改变生活方式等非药物治疗3～6个月后血脂无下降者，或者已有冠心病、血管斑块，或虽无冠心病但血脂过高者，均需应用药物调脂治疗。而有家族性高脂血症史，并经检查发现有基因缺陷的家族性高脂血症的患者，一般情况下需药物调脂治疗，并需终身服药治疗。

调脂治疗的方法及步骤如何

治疗血脂异常主要是采取非药物治疗即饮食控制和生活方式改变以及药物调脂治疗。其治疗步骤可以分为七步：

（1）血脂异常患者的检出：血脂异常的患者一般没有明显的临床表现和症状，只有通过抽血化验才能知道个人的血脂情况，但在我国一般只有年度体检中才检测血脂。因此只有检测了血脂水平，了解了个人血脂具体情况后才能决定如何预防、如何控制饮食以及知道是否需要药物调脂治疗，预防心血管疾病的发生等问题，所以检出血脂异常患者是首要的一步。在此，我们建议人们最好每半年检测1次全套的血脂检查，最低限度也要每年查1次，这样就能做到早发现、早预防、早治疗。

（2）判断血脂水平及类型：根据检测到的血脂水平，明确是哪种类型的血脂异常，这样才能进行针对性的选择治疗方法和调脂药物。

（3）评价调脂治疗的目标：根据临床情况即是否有高

血压及有无危险因素,结合血脂水平,进行全面综合评价,决定采用的治疗措施及应达到的血脂目标水平。因为根据大量的临床试验表明,只有达到治疗目标水平,才有预防心血管疾病风险的意义。

(4)分清是原发性或继发性血脂异常:这一步骤主要使治疗有的放矢,防止无效和盲目的治疗。因为有一些疾病(如糖尿病、甲状腺功能减退症、肾病综合征等)可以影响血脂的正常代谢,产生血脂的异常,如果不发现、不治疗基础疾病,单单根据血脂水平治疗是没有效果的,并且还会延误基础疾病的治疗,加重病情。

(5)决定饮食治疗和改变生活方式的方法:对于任何一个血脂异常患者来说,第一步不是药物治疗,而是非药物治疗;另外,即使接受调脂药物治疗的患者,也应同时进行饮食控制及改变生活方式,从而使治疗效果更佳。

(6)决定是否进行药物治疗及药物选择:该步骤主要由专业的临床医师根据血脂异常患者的血脂水平和类型,以及患者总体临床情况来决定是否进行调脂药物治疗及选择何种药物治疗。

(7)预防及治疗进程的监测:血脂异常是一种慢性疾病,需要在治疗过程中定期监测血脂水平,并根据检测结果,对下一步治疗做出相应的调整。切记不能治疗后不随访及血脂好转后自行停止治疗。

血脂异常综合治疗有哪些方面

1. 合理的膳食结构

合理的膳食结构是维持血脂代谢平衡的重要措施。其原则是"四低一高",即低热量、低脂肪、低胆固醇、低糖及高纤维膳食。

（1）限制总热量：60岁以上老年人、轻体力劳动者每天总热量应限制在 104.6～125.52 kJ/kg（25～30 kcal/kg）体重之间。而对肥胖者应通过限制总热量来逐渐减轻体重至标准体重（标准体重＝身高－105），以每周减轻体重 0.5～1.0 kg 为宜。避免暴饮、暴食，饮食有节制。

（2）低脂肪、低胆固醇、低糖膳食：脂肪占总热量应＜30%，最好在20%左右，并且应以多不饱和脂肪酸的植物油（玉米油、橄榄油、花生油等）为主，富含饱和脂肪酸的动物脂肪应少于总脂肪含量的 1/3。如果血三酰甘油超过 11.3 mmol/L（436 mg/dl），则脂肪的摄入应该严格控制在每日不超过 30 g 或占总热量的 15% 以下。胆固醇摄入量控制在每日 300 mg 以下。避免食用过多的甜食。

（3）高纤维膳食：膳食中的不可溶性纤维可以与胆汁酸结合，增加粪便中胆盐的排泄，减少胆汁酸的循环利用，有利于加快胆固醇的分解代谢，有降低血液中胆固醇浓度的作用。膳食纤维含量丰富的食物主要有粗杂粮、米糠、麦麸、干豆类、蔬菜、水果等，每日的纤维素摄取量应为 40～50 g 为宜。

2. 健康的生活方式

（1）适量运动：每天坚持运动 1 小时，每周运动 5 天，活动量达到身体微汗，不感到疲劳，运动后自感身心愉快、心情舒畅为止，并要持之以恒。

（2）戒烟限酒和生活规律：长期吸烟可以干扰血脂代谢，使胆固醇、三酰甘油上升，高密度脂蛋白-胆固醇下降。长期酗酒，不仅影响脂代谢，还可损伤肝功能，影响肝脏对血液中的低密度脂蛋白-胆固醇的处理能力。而不规律的生活节奏，如过度劳累、熬夜、三餐不规律等也可以使脂代谢紊乱。

（3）心理平衡：情绪激动、失眠、焦虑、抑郁均可以使脂代谢紊乱。

3. 避免使用干扰脂代谢的药物

某些药物，如β受体阻滞剂、利尿剂（氢氯噻嗪、呋塞米）、利舍平、避孕药及类固醇激素等，均可以使血液胆固醇、三酰甘油浓度上升，高密度脂蛋白-胆固醇下降。因此，除非因其他疾病需要服用这些药物之外，否则应当避免服用这些可以干扰脂代谢的药物。

4. 积极治疗影响血脂代谢的有关疾病

有些疾病，如糖尿病、甲状腺功能减退症、肾病综合征、酒精中毒、胰腺炎、红斑狼疮等，均在发病期间可以干扰脂代谢，出现血脂异常，此时需与原发性血脂异常加以区别，以利于诊断及治疗。

5. 定期体检

专家建议45岁以上中年人、肥胖者、有血脂异常家族史者、经常吃喝应酬者、高度精神紧张者，都属于血脂异常的高危人群，应该定期（至少每年1次）检查血脂，有条件者可以每半年查1次。

6. 调脂药物治疗

凡是经过正规的调整饮食结构、加强运动锻炼、改善生活方式等非药物治疗3～6个月后血脂无下降者，或者已有冠心病、血管斑块，或虽无冠心病但血脂过高者，均需应用药物调脂治疗。一般原发性、家族性、遗传基因缺陷者，均需终身服用调脂药物治疗，如果中途停药往往会出现复发、反跳。

7. 定期随访监测，评价治疗效果

饮食与非调脂药物治疗后3～6个月复查血脂水平，如能达到要求即继续治疗,但仍每6个月至1年复查,如持续达到要求,每年复查1次。药物治疗开始后6周复查,如能达到要求,逐步改为每6～12个月复查1次,如开始治疗3～6个月复查血脂仍未达到要求则调整剂量或药物种类3～6个月后复查,达到要求后延长为每6～12个月复查1次,未达到要求则考虑再调整用药或联合用药种类。在药物治疗时,必须监测不良反应,包括肝、肾功能,血常规及必要时测定肌酶。

调脂药物有哪些种类

有相当多的血脂异常的患者通过饮食控制及运动治疗不能达到降低血脂的目标,这些患者就需要药物治疗,而医师可以根据患者的血脂异常的特点以及患者发生心脑血管意外的危险程度来选择不同种类以及不同剂量的调脂药物治疗。临床上目前应用的调脂药物主要有以下几种:① 他汀类;② 贝特类;③ 烟酸及其衍生物;④ 树脂类;⑤ 胆固醇吸收抑制剂;⑥ 其他。

他汀类调脂药物有什么特点? 如何使用

(1) 药物作用机制:他汀类即羟甲基戊二酰辅酶A(HMG-CoA)还原酶抑制剂,其作用是抑制体内胆固醇的合成。HMG-CoA还原酶是人体内合成胆固醇的限速酶和最重要的关键酶,而他汀类药物就是通过抑制该酶的活性,以减少体内内源性胆固醇的合成量,从而达到降低血清胆固醇水平的作用。他汀类药物能降低血清总胆固醇(TC)

与低密度脂蛋白-胆固醇（LDL－C），降幅为18%～55%，同时也有轻度的降血清三酰甘油（TG）作用，降幅为7%～30%，以及轻度的升高血清高密度脂蛋白-胆固醇（HDL－C）的作用，其升高幅度为5%～15%，他汀类药物的调脂作用的强弱与剂量呈正相关。他汀类药物除上述调脂作用外，近年来的各种研究证实，他汀类药物还有抗炎、抗氧化、减少内皮素生成、减少组织因子表达、抑制血小板聚集、稳定斑块以及抗血栓形成等多方面的抗动脉粥样硬化的作用，由于他汀类药物有如此多的抗动脉粥样硬化的作用，使其成为调脂治疗的首选药物。

（2）适用人群：大量的临床试验证实，他汀类药物的调脂治疗对老年人、妇女，合并糖尿病、高血压等高危患者，急性冠脉综合征以及预防缺血性脑卒中均能获益。主要适用于高胆固醇血症、高低密度脂蛋白-胆固醇血症的血脂异常的患者，以及以高胆固醇血症为主的混合型血脂异常患者。

（3）药物代谢特点：大多数他汀类药物主要经肝脏细胞色素P450同工酶药物代谢系统代谢，有肝脏首过效应，部分代谢产物也有调脂活性。与能抑制肝细胞色素P450同工酶活性或同样通过该同工酶代谢的药物合用时可以增加药物的疗效及不良反应的发生率。

（4）常见不良反应：他汀类药物的不良反应发生率较低，0.5%～2%的患者在使用他汀类药物后可能出现转氨酶升高，呈剂量依赖型，停药后大多可以恢复正常。所以用药期间需要定期监测肝功能（用药前查肝功能、用药后1～2个月复查肝功能，以后可以每3～6个月监测肝功能）可以预防严重肝脏损害的发生。而由他汀类药物引起的肝功能损害进展为肝功能衰竭的情况罕见。所以患者有合并胆汁淤积和活动性肝病则为该类药物应用的禁忌证。

他汀类药物可以引起肌病,包括肌痛、肌炎和横纹肌溶解。肌痛表现为肌肉疼痛或无力,不伴有肌酸激酶(CK)的升高;肌炎有肌肉疼痛或无力症状,并伴有 CK 的升高;而横纹肌溶解则是指有肌肉症状,伴有 CK 显著升高,超过正常上限的 10 倍(即 10×ULN,ULN 表示酶学指标的正常上限倍数)和血肌酐升高、急性肾功能衰竭,常有褐色尿和肌红蛋白尿,这是他汀类药物最危险的不良反应,严重者可以导致死亡。肌炎最常发生于合并多种疾病和(或)使用多种药物治疗的患者。单用标准剂量的他汀药物治疗很少发生肌炎,但在大剂量使用或与其他药物合并使用时肌炎的发生率会增加。因此,在使用他汀类药物时需定期(每 3~6 个月)监测血肌酸激酶的指标,一经发现 CK 升高或有肌肉症状则应立即上医院就诊,由专业医师来鉴别是否存在肌炎及是否需要停药。

(5) 发生不良反应的危险因素:应用他汀类药物时,很重要的一点是要识别有发生肌病较高风险的患者,如:高龄,年龄>80 岁(特别是女性);个小体弱者;围手术期;伴有多系统疾病者(如慢性肾功能衰竭,特别是糖尿病所致)。对这些高危患者应用他汀类药物时要谨慎,可减少剂量应用。

(6) 常用剂量:目前临床上常用的他汀类调脂药物有洛伐他汀、辛伐他汀、普伐他汀、氟伐他汀、阿托伐他汀以及瑞舒伐他汀等。常用他汀类药物的标准剂量见表 7。

表 7　他汀类降低低密度脂蛋白-胆固醇水平 30%~40%所需剂量(标准剂量)

药　物	剂量(mg/d)	LDL-C 降低(%)
阿托伐他汀	10	39
洛伐他汀	40	31

续 表

药　　物	剂量(mg/d)	LDL-C 降低(%)
普伐他汀	40	34
辛伐他汀	20～40	35～41
氟伐他汀	40～80	25～35
瑞舒伐他汀	5～10	39～45

当他汀类药物的剂量增大1倍时,总胆固醇(TC)降幅仅增加5%,LDL-C降幅增加7%。以上的标准剂量对大多数的血脂异常患者来说已经能够达到治疗目标,对少数标准剂量治疗仍不能达标的患者,即使剂量加倍,治疗效果可能仍不能令人满意,而药物的不良反应的风险将增加,此时可以将他汀类药物与其他调脂药物联合应用来增加疗效。

(7)注意事项:他汀类药物应避免与下列药物同时应用,如:环孢素、贝特类药物(特别是吉非贝齐)、大环内酯类抗生素(红霉素、克拉霉素)、咪唑类抗真菌药物(依他康唑、酮康唑)、人免疫缺陷病毒(HIV)蛋白酶抑制剂、抗抑郁药物(奈法唑酮)和维拉帕米等。有肌病、活动性和慢性肝病以及大量饮酒的患者是禁止使用他汀类药物的。在服用他汀类调脂药物后应避免大量(每日1.1L以上)饮用西柚汁,否则可能产生严重不良反应。HMG-CoA还原酶在夜间睡眠时的活性最高,所以他汀类药物需睡前服用效果好。孕妇禁用。

贝特类调脂药物有什么特点?
如何使用

(1)药物作用机制:贝特类又称贝丁酸类、甲氧芳酸类或纤维酸类。该类药物的调脂作用可能通过增加脂蛋白脂肪酶和肝脂肪酶活性使富含三酰甘油脂蛋白的分解代谢增加，以及减少极低密度脂蛋白的分泌来实现。该类药物主要降低血清三酰甘油，也有轻度降低胆固醇作用。经大量临床试验证实，贝特类药物不仅能降低三酰甘油，同时也有预防冠状动脉粥样硬化的作用。贝特类药物降低血三酰甘油的水平为20%～60%，降低总胆固醇的水平为10%～20%，降低低密度脂蛋白-胆固醇(LDL-C)的水平为5%～20%，升高高密度脂蛋白-胆固醇(HDL-C)的水平为5%～20%。贝特类药物还有一定的降低血浆纤维蛋白原的作用。

（2）适用人群：该类药物适用于高三酰甘油血症以及以三酰甘油升高为主的混合型高脂血症的患者。单纯的低高密度脂蛋白-胆固醇血症的患者也可以选用贝特类药物治疗。

（3）药物代谢特点：该类药物在肝内代谢，经肾脏排除。在肝内代谢主要经细胞色素P450同工酶药物代谢系统代谢。故与他汀类药物合用时有增加不良反应的风险。

（4）常见不良反应：主要有胃肠道反应、白细胞及血小板减少、肝功能异常、血肌酐升高等，偶见性功能减退，也与剂量有关，停药后可消失。偶见横纹肌溶解等肌病不良反应，常在与他汀类药物联合应用时发生。

肌病的临床表现与他汀类药物相同，因此长期服用时，需定期监测肝肾功能和肌酶等指标，有利于预防严重不良反应的发生。

（5）发生不良反应的危险因素：基本同他汀类药物。

（6）常用剂量：目前用于临床的有吉非贝齐、非诺贝特、苯扎贝特及环丙贝特。常用剂量为：吉非贝齐每次

0.3～0.6 g,每日 2 次,早餐及晚餐前 30 分钟口服;非诺贝特微粒片剂,每晚睡前 1 片(0.16 g)口服;苯扎贝特缓释片,每晚睡前 1 片(400 mg)口服;环丙贝特,每晚睡前 1 片(0.1 g)口服。

(7) 注意事项:需要注意的是,该类药物与部分他汀类药物(辛伐他汀、洛伐他汀、阿托伐他汀)合用时有发生肌病的危险。该类药物具有较高的血清蛋白结合率,故与抗凝血药物华法林合用时会使华法林的蛋白结合率下降,增加出血的风险。贝特类药物也是睡前服用效果好。禁用于严重肝、肾功能障碍的患者,孕妇、哺乳期妇女及有生育意向的妇女也禁用。

烟酸及其衍生物有什么特点? 如何使用

(1) 药物作用机制:烟酸属于维生素 B 族,但用量超过维生素作用的剂量时有调节血脂的作用。烟酸其调脂作用可能通过抑制 cAMP 的形成,使得三酰甘油酶活性下降,抑制脂肪组织的脂肪溶解,减少游离脂肪酸进入肝内而使极低密度脂蛋白减少,以及抑制肝内合成含载脂蛋白 B 的脂蛋白,并能增加胆固醇的氧化,增加粪便中胆固醇的排泄,阻碍游离胆固醇的酯化作用而减少脂蛋白的合成。增加高密度脂蛋白-胆固醇(HDL - C)的机制不明。此类药物降低血三酰甘油比降低血低密度脂蛋白更强,三酰甘油的降幅可达 20%～80%,总胆固醇降低 5%～20%,低密度脂蛋白-胆固醇(LDL - C)降低 5%～25%,HDL - C 升高 15%～25%。此外,烟酸还有降低循环中纤维蛋白原水平和红细胞沉降率的作用。

（2）适用人群：该类药物适用于高三酰甘油血症、低HDL-C血症或以三酰甘油升高为主的混合型高脂血症的患者。

（3）药物代谢特点：本药口服后吸收迅速完全，在血中不与血浆蛋白结合，在体内不被代谢，经肾脏排出。因该药在体内不被代谢，故与其他调脂药物合用时即可以增加调脂作用，又不增加不良反应的发生风险。

（4）常见不良反应：烟酸的不良反应较大，其强扩血管作用可引起低血压；可引起强烈的皮肤潮红或瘙痒；有胃肠道反应，如恶心、呕吐等；有诱发消化道溃疡可能；大剂量烟酸可产生肝功能异常；可使血尿酸增高出现痛风；在非糖尿病患者中可出现糖耐量异常，因此目前临床上已经很少使用了。目前常用的烟酸衍生物阿昔莫司不良反应较烟酸明显减少，易使让患者接受。

（5）常用剂量：阿昔莫司常用剂量每次250 mg，每日2～3次，餐后服用。

（6）注意事项：绝对禁忌证为慢性肝病和严重痛风，相对禁忌证为高尿酸血症、消化性溃疡。

树脂类降脂药物有什么特点？如何使用

（1）药物作用机制：树脂类药物，即胆酸螯合剂，为阴离子交换树脂，其降脂作用是通过非特异地在肠内与由胆固醇降解后生成的胆酸螯合而从粪便中排除，从而使胆固醇的降解加速，到达降低血清胆固醇的目的。此外，在从肠道吸收胆固醇的过程中需要胆酸起乳化的作用，胆酸被树脂吸附后随粪便排出，会减少胆固醇从肠道的消化和吸收。

该类药物可以降低血总胆固醇及低密度脂蛋白,同时可以使高密度脂蛋白升高,但对血三酰甘油无作用。因此,服用树脂类药物后,总胆固醇可以降低10%～20%,低密度脂蛋白-胆固醇(LDL-C)可以降低15%～25%。临床试验证实该类药物能降低主要冠状动脉事件和冠心病的死亡率。

(2)适用人群:树脂类药物适用于纯合子家族性高胆固醇血症,但对任何类型的高三酰甘油血症均无效。对胆固醇和三酰甘油均升高的混合型血脂异常需与其他类型的调脂药物联合应用。

(3)药物代谢特点:该类药物不从肠道吸收,仅在肠道中作用,故可以与其他类型的调脂药物联合应用不会增加其他调脂药物的不良反应。

(4)常见不良反应:因该类药物不从肠道吸收,有严重的胃肠道反应,如便秘、胆石症、胃肠道出血或胃溃疡、脂肪泻或吸收不良综合征、恶心、呕吐、味差,甚至有肠梗阻可能,同时应用该类药物可以影响脂溶性维生素(维生素D、维生素A等)吸收。

(5)常用剂量:目前临床上可选择的有考来烯胺、考来替泊。考来烯胺散剂20～24 g,分3次于餐前与水混匀后服用或与饮料拌匀服用。考来替泊散剂15～30 g,分3次餐前与水混匀后服用。

(6)注意事项:应用该类药物可以影响脂溶性维生素(维生素D、维生素A等)吸收,故长期服用的患者需适当补充维生素A、维生素D、维生素K、钙和叶酸,生长期以及妊娠妇女更应该注意补充。此类药物的绝对禁忌证为异常β脂蛋白血症和血三酰甘油>4.52 mmol/L(400 mg/dl);相对禁忌证为血三酰甘油>2.26 mmol/L(200 mg/dl)。

胆固醇吸收抑制剂什么特点？如何使用

（1）药物作用机制：胆固醇吸收抑制剂：依折麦布，是近年来新研发的新型调脂药物，其通过口服后在肠道广泛地结合成依折麦布-葡萄糖苷酸，作用于小肠细胞刷状缘，可以有效地抑制食物中的胆固醇和植物固醇的吸收达到降低血清胆固醇的目的。由于减少胆固醇向肝脏的释放，促进肝低密度脂蛋白（LDL）受体的合成，又加速LDL的代谢。该药常与他汀类药物合用，可以达到增加调脂作用但又不增加不良反应的效果。

（2）适用人群：主要适用于高胆固醇血症、高低密度脂蛋白-胆固醇血症的血脂异常的患者，以及以高胆固醇血症为主的混合型血脂异常患者。

（3）药物代谢特点：该药不通过肝脏细胞色素P450同工酶代谢，故与临床上常用的他汀类、贝特类调脂药物在药代动力学上无相互作用，与其他调脂药物合用时可以达到增加调脂作用，但又不增加不良反应的效果。

（4）常见不良反应：该药物不良反应轻微，有头痛、恶心、腹痛、腹泻，常在服药一段时间后可自行消失。偶见肌酸激酶及转氨酶升高。

（5）常用剂量：依折麦布常用剂量为10 mg/d，可以使低密度脂蛋白-胆固醇（LDL-C）降低18%，与他汀类药物合用时可以进一步增强调脂作用。

（6）注意事项：该药避免与考来烯胺同时服用，必须合用时需在服用考来烯胺前2小时或后4小时服用此药。环孢素可以增高此药的血浓度。

其他调脂药物有哪些

（1）普罗布考：该药是一种强抗氧化剂，其调脂作用是通过降低胆固醇合成与促进胆固醇分解使血清胆固醇与低密度脂蛋白降低，还可使血高密度脂蛋白-胆固醇降低。该药除有调脂作用外，还有抗动脉粥样硬化作用，能延缓动脉粥样硬化斑块的形成，消退已经形成的动脉粥样硬化斑块以及消退黄色瘤。该药只能应用于高胆固醇血症的患者，尤其是纯合子家族性高胆固醇血症的患者，该药不良反应较少，常见不良反应有恶心、腹痛，较少见的不良反应有多汗、血管神经性水肿、头痛、头晕、感觉异常，偶见转氨酶升高、碱性磷酸酶升高。长期服用心电图可以有Q-T间期延长，诱发室性心律失常，因此有严重心动过缓、心源性晕厥、心电图Q-T间期延长及新近心肌梗死的患者禁用。该药不宜用于孕妇、哺乳期妇女和儿童，停药后6个月内不宜妊娠。普罗布考的常用剂量为每日2次，每次0.5g，早餐及晚餐时服用。

（2）ω-3脂肪酸：来自鱼油的长链ω-3脂肪酸，如二十碳五烯酸（EPA）和二十二碳六烯酸（DHA），有明显降三酰甘油的作用。ω-3多不饱和脂肪酸对预防心血管疾病和猝死有益处。深海鱼油调节血脂的机制尚不十分明确，可能是抑制了肝内脂质以及脂蛋白的合成，促进了胆固醇从粪便中的排除有关。此外，它还能扩张冠状动脉，减少血栓形成，延缓动脉粥样硬化的进展；还与前列腺素的代谢、血小板以及白细胞功能的改善有关。常见的不良反应为鱼腥味引起的恶心；有消化道出血性疾病的患者不能长期使用鱼油制剂。而来自植物油的亚油酸、亚麻酸等所含的十八碳三烯酸，也有降三酰甘油的作用，但其治疗剂量还难以起到改善临床过程的效果，故只能作为辅助用药。

血脂异常治疗的个体化治疗及治疗目标是什么

由于每个人的具体情况不一样,性别、年龄、可能罹患各种各样其他疾病,生理状况也不同,同时每个人的生活方式、饮食习惯也千差万别,因此在这里治疗血脂异常时需要根据每人不同的情况进行个体化治疗。在不同的疾病情况下,判断血脂异常的标准是不一样的,其治疗措施和治疗目标也是不一样的。下面的表8是中华医学会心血管学会编写的《2007年血脂异常防治指南》中的血脂异常治疗标准及治疗目标,该治疗标准及治疗目标是中华医学会参考了欧美的血脂异常的治疗标准结合我国的生活饮食习惯及东方人的生理特点修正后制定的。

表8 血脂异常患者的开始治疗标准值及治疗目标值[mmol/L(mg/dl)]

	饮食疗法开始标准	药物治疗开始标准	治疗目标值
1. 无动脉粥样硬化及其他冠心病危险因素	TC>5.70(220)	TC>6.22(240)	TC<5.70(220)
	LDL-C>3.63(140)	LDL-C>4.14(160)	LDL-C<3.63(140)
2. 无动脉粥样硬化,有其他冠心病危险因素	TC>5.18(200)	TC>5.70(220)	TC<5.18(200)
	LDL-C>3.11(120)	LDL-C>3.63(140)	LDL-C<3.11(120)
3. 有动脉粥样硬化及其他冠心病危险因素	TC>4.66(180)	TC>5.18(200)	TC<4.66(180)
	LDL-C>2.59(100)	LDL-C>3.11(120)	LDL-C<2.59(100)

注:TC=胆固醇,LDL-C=低密度脂蛋白-胆固醇;冠心病危险因素有高血压、糖尿病、吸烟、冠心病家族史、男性年龄>45岁、女性年龄>55岁。

血清胆固醇水平越高,则冠心病的发病越早;而血清胆固醇每降低1%,发生冠心病的危险性可降低2%。低密度脂蛋白-胆固醇和高密度脂蛋白-胆固醇对人体的作用是相反的,低密度脂蛋白-胆固醇每升高0.26 mmol/L,冠心病的发病风险增加10%;而高密度脂蛋白-胆固醇每升高0.4 mmol/L,则冠心病的发病风险减少2%~3%。因此,发现血脂异常后应马上就诊,尽快治疗。

血脂异常的危险性不仅取决于血脂水平的高低,还取决于是否存在动脉粥样硬化或其他危险因素,治疗时只注意血脂水平的下降而忽视危险因素是错误的。其他的冠心病危险因素包括年龄、性别、高血压、吸烟、糖尿病及冠心病家族史(表9)。

表9 其他冠心病危险因素

危险因素	影响及其程度
年 龄	随年龄增加,冠心病的发病率增高
性 别	男性冠心病的发病率比女性高,在中年时高3~4倍;女性绝经期后冠心病发病率增高,但男性仍要高出女性1倍
高血压	收缩压或舒张压长期升高,均可使冠心病危险性增加
吸 烟	危险程度与吸烟量相关,吸烟者的冠心病发病危险性较不吸烟者高1倍多
糖尿病	可使男性的冠心病发病危险性增高2倍,女性增高3~4倍
冠心病家族史	直系亲属中有冠心病史,尤其早发冠心病(男性55岁前,女性65岁前)者,冠心病的发病风险增加

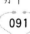

根据血脂水平及危险因素的多少,将血脂异常的危险程度划分为低危、中危、高危及极高危(表10)。

表10 血脂异常危险程度(2006)

	TC 5.2～6.2 mmol/L (200～239 mg/dl) LDL-C 3.1～ 4.1 mmol/L (120～159 mg/dl)	TC≥6.2 mmol/L (240 mg/dl) LDL-C≥ 4.1 mmol/L (160 mg/dl)
无高血压,其他因素数<3	低危	低危
高血压,或其他因素数≥3	低危	中危
高血压,且其他因素数≥1	中危	高危
冠心病及其等危症	高危	极高危*

*注：急性冠脉综合征、冠心病合并糖尿病为极高危。

读者可以根据自己的情况,对照上述表格,看看自己处于哪种状态：有无动脉粥样硬化或冠心病发病危险因子？目前自己的血脂治疗目标是多少？有没有达到治疗目标？危险因素是哪一档,低危、中危、高危、极高危？应当采取哪种治疗方法,是饮食治疗,还是药物调脂治疗？

糖尿病患者如何调脂治疗

糖尿病血脂异常的特征是总三酰甘油(TG)升高,高密度脂蛋白-胆固醇(HDL-C)降低,低密度脂蛋白-胆固醇(LDL-C)升高或正常,小而密的低密度脂蛋白(sLDL)升高,即致粥样硬化血脂异常。

(1)非药物治疗：包括饮食和其他治疗性生活方式调节。可采用的方式有：控制摄入总热量,特别强调减低脂肪,尤其减少胆固醇和饱和脂肪酸的摄入量；适当增加蛋白质和糖类（碳水化合物）的比例；减少饮酒或戒烈性酒；增加运动锻炼和戒烟。

（2）LDL-C作为首要治疗目标：糖尿病伴心血管病为极高危状态，对此类患者不论基线LDL-C水平如何，均提倡采用他汀类药物调脂治疗，将LDL-C降至2.08 mmol/L(80 mg/dl)以下或较基线降低30%～40%。大多数糖尿病患者即使无明确冠心病，也应视为高危状态，治疗目标为LDL-C<2.59 mmol/L(100 mg/dl)，首选他汀类药物。无心血管病的糖尿病患者基线LDL-C<2.59 mmol/L(100 mg/dl)时，是否使用降LDL-C药物必须结合临床判断。

（3）高三酰甘油(TG)血症作为治疗目标：血清TG水平临界升高在1.70～2.25 mmol/L(150～199 mg/dl)时，治疗措施是非药物治疗。如血清TG水平在2.26～5.64 mmol/L(200～499 mg/dl)时，可应用贝特类药物。

（4）低高密度脂蛋白血症作为治疗目标：低HDL-C与胰岛素抵抗密切相关，因此能改善机体胰岛素敏感性的治疗性生活方式调节（如减肥和增加体力活动）和药物（如胰岛素增敏剂）都有助于提高HDL-C水平。HDL-C≥1.04 mmol/L(40 mg/dl)应作为已有心血管疾病或尚无心血管疾病但已是高危患者的治疗目标。治疗性生活方式调节未能达标时加用药物治疗，选用贝特类或烟酸类。

代谢综合征患者如何调脂治疗

代谢综合征的血脂异常表现为三酰甘油(TG)升高、高密度脂蛋白-胆固醇(HDL-C)降低、小而密的低密度脂蛋白(SLDL)增多。代谢综合征调脂目标为TG<1.70 mmol/L

(150 mg/dl)、HDL-C≥1.04 mmol/L(40 mg/dl)。

(1) 基本危险因素治疗：使体重在1年内减轻7%～10%，争取达到体质指数(BMI)和腰围正常化。推荐规律的中等强度体力活动及控制饮食。

(2) 血脂异常治疗：按危险程度和血脂异常的类型决定治疗目标和措施。① 低度危险：治疗目标为低密度脂蛋白-胆固醇(LDL-C)<4.14 mmol/L(160 mg/dl)，坚持治疗性生活方式调节，如仍未达标加用药物治疗；② 中度危险：治疗目标为LDL-C<3.37 mmol/L(130 mg/dl)。基线LDL-C≥3.37 mmol/L(130 mg/dl)者给予治疗性生活方式调节，必要时加用药物治疗；如LDL-C≥4.14 mmol/L(160 mg/dl)，治疗性生活方式调节同时加用药物治疗；基线LDL-C在2.59～3.37 mmol/L(100～129 mg/dl)而主要危险因素控制不佳者，可考虑启用调脂治疗；③ 高危患者：治疗目标为LDL-C<2.59 mmol/L(100 mg/dl)，如属于极高危，治疗目标为<2.07 mmol/L(80 mg/dl)。基线LDL-C≥2.59 mmol/L(100 mg/dl)者即用调脂药物，已治疗而LDL-C仍≥2.59 mmol/L(100 mg/dl)者，加强降LDL-C治疗；④ 非HDL-C升高者：加用贝特类(非诺贝特优先)或烟酸，如TG≥5.65 mmol/L(500 mg/dl)应及早启用贝特类或烟酸治疗；⑤ HDL-C低者：强化治疗性生活方式调节，减低体重，增加体力活动。

(3) 高血压治疗：非糖尿病患者血压应达到140/90 mmHg以下，糖尿病患者血压应达到130/80 mmHg以下。在降压治疗的同时要强调治疗性生活方式调节的重要性。

(4) 高血糖治疗：对血糖调节异常者，可采取饮食控制、增加体力活动、减低体重，使血糖恢复正常。对已有糖尿病者，在生活方式干预下，加用降糖药物，使糖化血红蛋白(HbA1c)＜6.5％。可以考虑合理应用胰岛素增敏剂和利于调脂的药物，如噻唑烷二酮类药、二甲双胍。

冠心病患者如何调脂治疗

对已明确诊断为冠心病的患者，无论患者的胆固醇和低密度脂蛋白-胆固醇(LDL－C)的基线是多少都应开始调脂治疗，药物首选他汀类调脂药物。

对于发生急性冠状动脉综合征的患者来说，无论患者基线总胆固醇(TC)和LDL－C是多少，也都应尽早给予他汀类药物治疗，剂量可以较大，如无安全性方面不利因素，可使LDL－C降至＜2.08 mmol/L(80 mg/dl)或较基线降低40％以上。

其他特殊人群如何调脂治疗

（1）重度高胆固醇血症：对单基因型家族性高胆固醇血症(FH)患者首选普罗布考调脂治疗。对严重的高胆固醇血症患者，也可考虑联合用药措施。

中度以上高三酰甘油血症：三酰甘油(TG)水平1.70～2.25 mmol/L(150～199 mg/dl)者，主要采取非药物治疗措施，控制饮食总热量，改善生活方式，减轻体重，增加体力活动。TG 2.26～5.64 mmol/L(200～499 mg/dl)者，需加用烟酸类或贝特类。TG≥5.65 mmol/L(500 mg/dl)时，治疗选用贝特类或烟酸类。

（2）单纯低高密度脂蛋白血症：单纯低高密度脂蛋白-胆固醇(HDL－C)应首先采用改善生活方式治疗。对低

HDL-C、低危高低密度脂蛋白-胆固醇(LDL-C)血症患者,或用他汀类药物后HDL-C仍低者,给烟酸类或贝特类治疗。对低HDL-C且属高危者,宜用他汀类药物联合烟酸或贝特类。

(3)混合型血脂异常:高低密度脂蛋白血症伴高三酰甘油血症患者,LDL-C达标是首要的治疗目标,然后根据TG水平来选择治疗措施。高LDL-C伴显著低HDL-C患者,LDL-C仍为达标的首要目标。在此基础上根据HDL-C水平首先以生活方式改变为主,必要时合用可升高HDL-C的贝特类或烟酸类,特别是存在代谢综合征时。

(4)老年人:高脂血症使老年人中发生冠心病事件的可能性仍存在,老年心血管危险人群同样应进行积极的调脂治疗,降脂药物剂量的选择需个体化,起始剂量不宜太大,在监测肝肾功能和肌酶的条件下合理调整药物用量,降脂不宜过剧过急。

(5)妇女:绝经期前妇女除非有严重危险因素,一般冠心病发病率低,故可用非药物方法防治,有严重危险因素及高脂血症者方考虑药物防治。绝经期后妇女高脂血症发生机会增多,冠心病危险性也增高,故应积极治疗,除上述药物外,雌激素替代疗法对降低血脂也有效。

(6)孕妇及哺乳期妇女:孕妇及哺乳期妇女治疗主要为饮食治疗,结合适量运动和改变生活方式治疗。饮食治疗要注意保证热量及各种营养素的需求量,也要注意孕妇及哺乳期妇女的生理情况与普通妇女的不同。而调脂药物中他汀类及贝特类因有影响胎儿发育及可从乳汁分泌的作用而禁用,其他调脂药物对孕妇及哺乳期也可能存在潜在的影响,故原则上孕妇及哺乳期妇女不予以药物调脂治疗。

(7)儿童:以饮食治疗加运动治疗为主,但要保证儿童生长发育所需的能量及各种营养素需求,原则上一般不予以调脂药物治疗。

调脂药物如何联合应用

为了提高血脂达标率,同时降低不良反应发生率,不同类别调脂药物联合应用是一条合理的途径。联合降脂方案多由他汀类药物与另一种降脂药组成。

(1) 他汀类与依折麦布:10 mg/d 依折麦布与 10 mg/d 阿托伐他汀或辛伐他汀联合应用,降低低密度脂蛋白-胆固醇(LDL-C)作用与 80 mg/d 阿托伐他汀或辛伐他汀相当,降脂达标率由单用他汀的 19% 提高到合用的 72%。

(2) 他汀类与贝特类药物:此种联合治疗适用于混合型高脂血症患者,适合治疗有致动脉粥样硬化危险的血脂异常,尤其是糖尿病和代谢综合征伴有的血脂异常。合用时应高度重视安全性,密切监测丙氨酸氨基转移酶(ALT)、天冬氨酸氨基转移酶(AST)和肌酸激酶(CK)。

(3) 他汀类与烟酸类药物:联合治疗可显著升高高密度脂蛋白-胆固醇(HDL-C),而不发生严重的不良反应。由于烟酸增加他汀类药物的生物利用度,可能有增加肌病的危险,同样需监测 ALT、AST 和 CK。同时应加强血糖监测。

(4) 他汀类与胆酸螯合剂:两药合用有协同降低血清 LDL-C 水平作用。由于胆酸螯合剂服用不便,此方案仅用于其他治疗无效或不能耐受者。

(5) 他汀类与 ω-3 脂肪酸:可用于治疗混合型高脂血症。服用较大剂量的 ω-3 多不饱和脂肪酸增加出血危险和热量摄入,不利于长期应用。

血脂异常者需不需要终生进行调脂治疗

一般原发性、家族性、遗传基因缺陷者,均需终生服用调脂药物治疗。而部分继发性引起的血脂异常在原发疾病治疗病情改善后血脂可以恢复正常,此时可继续调脂治疗一段时间,随访复查后如果血脂持续在目标水平以下,则可以将调脂药物逐渐减量甚至停药。但停药后仍要予以饮食控制、运动及生活方式改变的治疗,并要定期复查血脂,以防复发。有些患者在达到治疗目标后自行停止了药物治疗,或服药不遵医嘱,吃吃停停,这些都是错误的。因为调脂治疗的目的不仅仅是为了降血脂,主要是为了预防心脑血管疾病,应把血脂异常作为同高血压、糖尿病一样的慢性病来治疗,需要持之以恒的治疗。

何谓血脂异常的"洗血"治疗

"洗血"就是应用血浆置换仪将流出的血液中过多的血脂通过仪器排出体外的方法,而其他血液成分则回输至体内。

(1)"洗血"的机制:在循环回路中,患者的血浆被分离出来,因为血脂的各种成分都存在于血浆中,其余的血细胞成分先回输给患者。然后,在血浆中加入肝素,同时酸化血浆。肝素可以与血脂结合后形成颗粒,在酸性环境中,颗粒会聚集增大,这样的颗粒就很容易沉积在特殊的网状容器中,血浆就"脱脂"了,于是再将"脱脂"后的血浆回输至人体。

(2)"洗血"的效果:患者经过一次"洗血"后,血脂指标可降低50%左右,由血脂异常引起的高血黏度也可以随之降低50%左右,其降脂效果是十分明显的。"洗血"虽然会洗去部分高密度脂蛋白,但仅为10%左右,相对50%的血脂降低效果而言,还是得到了很大的益处的。

(3)"洗血"的适应证:① 血脂超过警戒线的患者:如三酰甘油为正常值的5倍以上,或胆固醇为正常值的3倍以上者,其受益最大,可以立即减少高危因素。② 脑梗死和心肌梗死的患者:对已经发生脑梗死或心肌梗死的患者,效果也是显著的,并可以在短期内减少再梗死的风险。

(4)"洗血"的缺点:价格昂贵,对有凝血功能有障碍及血流动力学不稳定的患者是禁忌的。

中医中药如何治疗血脂异常

祖国医学对血脂异常虽无明确的记载,但有"肥人形盛气衰"、"肥人气虚有痰"之说。下面是血脂异常的辨证:

(1)痰瘀阻络型:嗜食肥甘,形体肥胖,面有油光,头昏重胀,时吐痰涎,口干,口黏,脘痞,胸闷或痛,肢麻沉重,舌苔厚腻,舌质隐紫,或有瘀斑,脉弦滑。方用降脂Ⅰ号:法半夏、陈胆星、昆布、姜蚕、瓜蒌皮、生山楂、丹参、虎杖。肢麻重滞者加姜黄,胸闷胸痛者加广郁金、蒲黄,食滞脘胀者加麦芽、六曲、炒莱菔子,温热内瘀者加大黄。

(2)肝肾内虚型:头昏晕痛,目涩视糊,耳鸣,健忘,心悸,失眠,腰酸肢麻,口干,舌质偏红,脉细弦或细滑。方用降脂Ⅱ号:制首乌、枸杞子、制黄精、桑寄生、泽泻、银花、决明子、荷叶。眩晕者加天麻、白蒺藜,目涩视糊者加炙女贞子、菊花。

(3）肝肾阴虚型：多见内源性血脂异常，并无多食油腻等高脂饮食，见眩晕、耳鸣、腰酸、口咽干燥、五心烦热等证。舌红少津，脉沉。治宜滋补肝肾，方用首乌延寿丹加减：制首乌、女贞子、菟丝子、生杜仲、桑葚、黑芝麻、黄精、寄生、决明子。

（4）脾虚湿重型：多见于外源性血脂异常，往往久食膏粱厚味及肥甘之品，有乏力、头重如裹、肥胖、痰多、水肿、便溏等症。舌苔白腻，脉滑。治宜健脾利湿，方用五苓散合茵陈蒿汤加减：泽泻、茯苓、猪苓、白术、薏苡仁、半夏、橘红、茵陈、荷叶。

（5）气阴两虚型：证见气短、心悸、头晕、口干、燥热、耳鸣、腰酸等。舌正苔白，脉沉细。治宜益气养阴，方用生脉饮合地黄汤加减：党参、沙参、麦冬、五味子、生地、山茱萸、黄精、制首乌、枸杞、山楂。

（6）气滞血瘀型：证见胸闷、憋气、易怒、协痛、肢麻、妇女月经量少有血块等。舌暗有紫点，苔少，脉沉涩。治宜活血理气，方用桃红四物汤增减：桃仁、红花、丹参、郁金、柴胡、三七粉、荷叶、白矾、虎杖、木香。

中医治疗也应遵循个体化的原则，患者应当至中医医院寻找有经验的中医医师，根据自己的具体情况进行诊治。

调脂治疗中血脂是不是降得越低越好

调脂治疗的目的是达到血脂平衡，血脂降至正常水平，以预防心脑血管疾病的发生和发展。因此调脂治疗中，只要达到根据临床情况相应治疗目标即可，不需要将血脂降得越低越好。因为，经临床研究证实，达到治疗目标后，如果要继续降低血脂水平,则需将剂量加倍,但所得到的血脂进一步降幅却不多,同时又有出现药物毒副作用的可能。还有研究发现,如果血总胆固醇降得太低的话有增加罹患癌症的风险。所以,在调脂治疗中血脂只要达到治疗目标后就有预防心脑血管疾病的作用了。

哪些保健品有调脂作用

目前市场上充斥着各种各样的调血脂、降血脂的保健品,有些是纯中药的,有些是中西医结合的,其中鱼目混杂、良莠不齐,一般人根本不能分辨出哪些是真,哪些是假。其中有些虽然打着保健品的标签,其实里面的有效成分就是一些西药调脂药物,并且含量不明确,这种保健品长期服用的话,可能对肝肾功能、肌肉产生不良影响。因此,我们不建议多服这些疗效不明确的保健品。

在这里推荐深海鱼油及含植物固醇的保健品。

深海鱼油富含大量的ω-3不饱和脂肪酸,长期服用的话有降低血三酰甘油的辅助作用,并有预防心血管疾病及猝死的作用。

植物固醇有降低血清胆固醇的作用。经研究证明,植物固醇降低血清胆固醇的作用是通过在肠道内植物固醇与胆固醇竞争乳糜微粒中的位置,减少肠道吸收胆固醇的量来实现的。最常见的植物固醇有β-谷固醇、菜油固醇和豆固醇等,植物油、豆类和某些种子是植物固醇的丰富来源。因此,长期服用含有植物固醇的保健品或食物有降低血清胆固醇的作用。

血脂异常与疾病

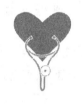

姓名 Name　　　　　　性别 Sex　　　年龄 Age
住址 Address
电话 Tel
住院号 Hospitalization Number
X 光号 X-ray Number
CT 或 MRI 号 CT or MRI Number
药物过敏史 History of Drug Allergy

高血脂——"隐形杀手"

首先,高血脂不易引起患者注意。因为血脂升高常没有明显的症状,许多群众觉得没有感觉就没有疾病,而血脂紊乱导致动脉粥样硬化的发生、发展需要较长时间,很多患者要到体检时才被发现。

其次,有相当一部分群众认为血脂高一点不要紧。实践证明,高血脂是导致动脉硬化的元凶,而动脉硬化是导致心脑血管疾病(心绞痛、心肌梗死、偏瘫等)的罪魁祸首,是致死、致残的主要原因。

再次,许多人即便引起重视了,对降脂治疗也难以坚持。常有种误区就是,血脂降到目标值就不用再治疗,或者说只需饮食治疗就行了。血脂异常除受环境原因如饮食、运动影响,还受自身代谢、遗传等因素影响,任何一种调脂药物,都无法达到"一劳永逸"的效果,一旦停药,血脂又恢复到治疗前水平。尤其是出现动脉硬化或有高血脂的糖尿病患者,更不能随便停药。

由于对血脂异常认识上的不足,治疗上的不能坚持,导致了高血脂的并发症发生,从而成为"隐形杀手"。

血脂异常与动脉粥样硬化

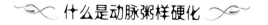
什么是动脉粥样硬化

动脉粥样硬化是动脉硬化性血管病中最常见、最重要的一种。其特点是受累动脉病变从内膜开始。一般先有脂质和复合糖类积聚、出血及血栓形成，纤维组织增生及钙质沉着，并有动脉中层的逐渐蜕变和钙化，病变常累及弹性及大、中等肌性动脉，一旦发展到足以阻塞动脉腔，则该动脉所供应的组织或器官将缺血或坏死。由于在动脉内膜积聚的脂质外观呈黄色粥样，因此称为动脉粥样硬化。

通俗一点说，动脉粥样硬化就是动脉壁上沉积了一层像小米粥样的脂类，使动脉弹性减低、管腔变窄的病变。

动脉粥样硬化常累及的部位有哪些

动脉粥样硬化可累及全身动脉，但以大动脉（弹力型——主动脉及其一级分支）、中动脉（弹力肌型——冠状动脉、脑动脉等）更易累及，可累及包括主动脉、冠状动脉、颅脑动脉、肾动脉、肠系膜动脉、四肢动脉等在内的各部位动脉。不同动脉其粥样硬化易发具体部位也不相同，就大家非常熟悉的冠状动脉粥样硬化性心脏病而言：病变的总检出率、狭窄检出率和平均级别均以前降支最高，其余依次为右主干、左主干或左旋支、后降支（据我国的统计资料）。斑块分布的特点是：多在近侧段，且在分支口处较重；早期，斑块分散，呈节段性分布，随着疾病的进展，相邻的斑块可互相融合。

动脉粥样硬化狭窄如何分级

根据斑块引起管腔狭窄的程度可将其分为4级：Ⅰ级，管腔狭窄在25％以下；Ⅱ级，狭窄在26％～50％；Ⅲ级，狭窄51％～75％；Ⅳ级，管腔狭窄在76％以上。有时斑块破裂可并发血栓形成,使管腔完全阻塞。

动脉粥样硬化可有哪些后果

多数人或多或少都听说过动脉粥样硬化这一医学名词,那么动脉粥样硬化可以造成什么样的后果呢?动脉粥样硬化可以发生在全身各大血管,造成所供血器官功能受累。

(1)一般表现:可能出现脑力与体力衰退。

(2)主动脉粥样硬化:大多数无特异性症状。主动脉广泛粥样硬化病变,可出现主动脉弹性降低的相关表现:如收缩期血压升高、脉压增宽、桡动脉触诊可类似促脉等。主动脉粥样硬化最主要的后果是形成主动脉瘤,以发生在肾动脉开口以下的腹主动脉处最多见,其次在主动脉弓和降主动脉。腹主动脉瘤多在体检时查见腹部有搏动性肿块而发现,腹壁上相应部位可听到杂音,股动脉搏动可减弱。胸主动脉瘤可引起胸痛、气急、吞咽困难、咯血、声带因喉返神经受压麻痹而引起声音嘶哑、气管移位或阻塞、上腔静脉或肺动脉受压等表现。主动脉瘤一旦破裂,可迅速致命。在动脉粥样硬化的基础上也可发生动脉夹层分离。

(3)冠状动脉粥样硬化:发生在冠状动脉上的动脉粥样硬化称为冠状动脉粥样硬化。严重的冠状动脉粥样硬化导致心肌缺血,造成冠心病、心绞痛,严重者可发生心肌梗死甚至死亡。

(4)颅脑动脉粥样硬化:颅脑动脉粥样硬化最常侵犯颈内动脉、基底动脉和椎动脉,颈内动脉入脑处为特别好发区,病变多集中在血管分叉处。粥样斑块造成血管狭窄、脑供血不足或局部血栓形成或斑块破裂,碎片脱落造成脑栓塞等脑血管意外(缺血性脑卒中)；长期慢性脑缺血造成脑萎缩时,可发展为血管性痴呆。

(5) 肾动脉粥样硬化：可引起顽固性高血压,年龄在55岁以上而突然发生高血压者,应考虑本病的可能。如发生肾动脉血栓形成,可引起肾区疼痛、尿闭和发热等。长期肾脏缺血可致肾萎缩并发展为肾衰竭。

(6) 肠系膜动脉粥样硬化：可引起消化不良、肠道张力减低、便秘和腹痛等症状。血栓形成时,有剧烈腹痛、腹胀和发热。肠壁坏死时,可引起便血、麻痹性肠梗阻和休克等症状。

(7) 四肢动脉粥样硬化：以下肢动脉较多见,由于血供障碍而引起下肢发凉、麻木和典型的间歇性跛行,即行走时发生腓肠肌麻木、疼痛以至痉挛,休息后消失,再走时又出现；严重者可持续性疼痛,下肢动脉尤其是足背动脉搏动减弱或消失。如动脉管腔完全闭塞可产生坏疽,严重者需要截肢。

哪些人易患动脉粥样硬化

动脉粥样硬化是多病因的疾病,多种因素作用于不同环节,综合起来导致粥样硬化的发生。其主要的危险因素有：

(1) 年龄：多见于40岁以上的中、老年人。

(2) 性别：多见于男性。但女性绝经期以后雌激素减少,发病率逐渐向男性靠拢。

(3) 血脂：血液中总胆固醇、三酰甘油、低密度脂蛋白-胆固醇增多,高密度脂蛋白-胆固醇减少是发病的危险因素。

(4)血压:冠状动脉粥样硬化患者60%～70%都有高血压,收缩压和舒张压增高都和本病密切相关。

(5)吸烟:吸烟者和不吸烟者比较,本病的发病率和病死率增高2～6倍,且与每天吸烟的支数成正比。

(6)糖尿病:糖尿病患者中本病的发病率较正常人高2倍。

(7)其他危险因素:肥胖,体力活动少、脑力活动紧张、经常有紧迫感的工作者;高热量、高脂肪、高糖和高盐饮食;遗传因素和微量元素缺乏等。

如何检查发现早期动脉粥样硬化

对于有多个危险因素的个体,可以定期到医院体检,以便及时发现病变同时采取相应措施。既不能麻痹轻敌,亦不用过分忧虑。多数患者有脂代谢异常,故需测定血脂水平,常表现为血总胆固醇增高、低密度脂蛋白-胆固醇(LDL-C)增高、血三酰甘油(TG)增高、载脂蛋白A降低、载脂蛋白B增高、脂蛋白(a)增高。血液流变学检查往往提示血黏度增高,血小板活性可增高。根据不同部位的动脉粥样硬化,可听取医师建议,选择不同的检查方法,如X线、多普勒超声检查、CT、MRI或动脉造影。

动脉粥样硬化要如何预防

由于动脉粥样硬化的病理变化缓慢,明显病变多见于壮年以后,明显的症状多在老年期才出现;如果能有效控制和治疗各种危险因素,一段时间之后,病变可部分消退。因此,患者一要有能治愈的信心,二要有长期坚持的耐心。

(1) 合理的膳食：在所有的防治措施中，首先应该积极预防动脉粥样硬化的发生。合理的膳食尤为重要。

● 膳食总热量不能过高，以维持正常体重为度，40岁以上者要预防发胖。正常体重的简单计算方法为：身高(cm) - 105 = 体重(kg)；若按体质指数计算，BMI = 体重(kg)/身高^2(m^2)，正常者应≤24。

● 超过正常体重者，应减少每日进食的总热量，宜低脂、低胆固醇饮食，限制酒、蔗糖以及含糖食物的摄入。

● 超过40岁者即使血脂无异常，也应避免经常食用过多的动物性脂肪和含胆固醇较高的食物，如：肥肉、肝脏、脑、肾、肺等内脏、鱿鱼、墨鱼、鳗鱼、骨髓、猪油、蛋黄、蟹黄、鱼子、奶油及其制品、椰子油、可可油等。如血总胆固醇、三酰甘油等增高，应食用低胆固醇、低动物性脂肪食物，如鱼肉、鸡肉、各种瘦肉、蛋白、豆制品等。

● 已确诊有冠状动脉粥样硬化者，严禁暴饮暴食，以免诱发心绞痛或心肌梗死。合并有高血压或心力衰竭者，应同时限制食盐。

● 提倡饮食清淡，多食富含维生素C(如新鲜蔬菜、瓜果)和植物蛋白(如豆类及其制品)的食物。在可能条件下，尽量以豆油、菜籽油、麻油、玉米油、茶油、米糠油、红花油等作为食用油。

(2) 参与一定的体力劳动和体育活动对预防肥胖，锻炼循环系统的功能和调节血脂代谢均有裨益，但要注意循序渐进。对老年人提倡散步(每天1小时，分次进行)、做保健体操、打太极拳等。

(3) 合理安排工作和生活：生活要有规律，保持乐观、愉快的情绪，避免过度劳累和情绪激动，注意劳逸结合，保证充分睡眠。

（4）提倡不吸烟，不饮烈性酒：虽然少量低浓度酒能提高血液中低密度脂蛋白-胆固醇含量，红葡萄酒有抗氧化的作用，但不提倡过量饮用。

（5）早期预防：不少学者认为，动脉粥样硬化的预防措施应从儿童期开始，即儿童也不宜进食高胆固醇、高动物性脂肪的饮食，亦宜避免摄食过量，防止发胖。

已有动脉粥样硬化者要如何治疗

对于已有动脉粥样硬化的患者，合理的膳食、参与一定的体力劳动和体育活动等生活方式干预仍然适用。但常常仅靠生活方式的改变无法完全控制疾病的发展，且难完全坚持。在此情况下，需在医师的指导下采用药物或其他方式治疗。

（1）药物治疗：已经确诊为动脉粥样硬化的患者，应当在医师的指导下选择扩张血管、调节血脂、抗血小板、溶解血栓和抗凝等各种药物并规律服药。目前有许多类型和规格的药物供选择，做到药物治疗方案个体化。

（2）外科手术或介入治疗：对于狭窄或闭塞的血管，特别是冠状动脉、肾动脉和四肢动脉，可以行再通、重建或旁路移植等外科手术治疗，以恢复动脉的供血。用带球囊或旋转刀片的心导管进行经腔内血管成形术，可将突入动脉管腔的粥样物质压向动脉壁或将之切下吸出而使血管再通；经血管腔引入高能激光束或超声束射向阻塞血管腔的粥样物质，使之气化或振碎而再通等疗法。但这些均为有创治疗方法，有发生并发症的风险，且并不是所有的动脉粥样硬化者均适用上述治疗方法。

（3）积极治疗与本病有关的一些疾病：包括高血压、肥胖症、高脂血症、痛风、糖尿病、肝病、肾病综合征和有关的内分泌疾病等。

血脂异常与冠心病

什么是冠心病

冠心病是一种由冠状动脉器质性（动脉粥样硬化或动力性血管痉挛）狭窄或阻塞引起的心肌缺血缺氧（心绞痛）或心肌坏死（心肌梗死）的心脏病，为动脉粥样硬化导致器官病变的最常见类型。

冠心病可有哪些表现

由于冠状动脉病变的部位、范围和程度的不同，冠心病可有不同的临床特点。

有些患者可没有任何症状，仅在检查时发现心肌缺血的心电图改变或放射性核素心肌显像改变。

更常见的是心绞痛发作。多数人形容为前胸压榨性疼痛感觉，或"胸部压迫感"、"闷胀感"、"憋闷感"，部分患者感觉疼痛向双侧肩部、背部、颈部、咽喉部放射，持续数分钟，休息或者含服硝酸甘油后缓解。发作时心电图可有缺血性表现。

心肌梗死为冠心病的另一种严重表现，胸痛症状剧烈而持久，休息或含服硝酸甘油无效。此时冠状动脉一支或多支分支完全阻塞，该部分心肌因为没有血液供氧而坏死。

心电图呈动态演变,心肌损伤标志物也相应变化。

有患者因长期心肌缺血,导致心肌逐渐纤维化,最终表现为心脏增大、心力衰竭和(或)心律失常。

最严重者可直接发生猝死,突发心脏骤停而死亡,多为心肌缺血后发生严重心律失常所致。

哪些人容易得冠心病

首先介绍一些冠心病危险因素,大家可以对照着看一看自己有几项,如果你同时具有多项的话,建议可以采取积极的预防冠心病的措施。

(1)性别:研究表明,60岁以下男性冠心病发生率较女性高2倍多,男性较女性患冠心病的危险性更大。然而,心血管病事件的病死率中女性比男性高。

(2)年龄:男性大于45岁,女性大于55岁。

(3)早发冠心病家族史:如果你的一级亲属(父母及子女,配偶则不属于)中有冠心病病史,且他们发生的年龄,男性小于55岁,女性小于65岁,那么你就有早发冠心病的家族史了。

(4)高血压:血压高于140/90 mmHg 或正在接受降压治疗。

(5)吸烟:开始吸烟的年龄越早、每日吸烟量越大、吸烟年数越长则患冠心病的危险越大,冠状动脉病变越严重。即使非吸烟者也可因被动吸入而使患病风险增高。

(6)糖尿病:糖尿病患者有一系列代谢异常,使冠心病的发病危险大大增高。目前糖尿病被称为冠心病的等危症,也就是糖尿病患者发生冠脉事件的风险等同于已经明确有冠心病的患者。

（7）肥胖：常用体质指数（BMI）来判断是否超重与肥胖。研究表明，BMI最佳水平为20～22。在我国，BMI≥24为超重，BMI≥28为肥胖。

血脂异常与冠心病的关系如何

不难想象，高脂血症是冠状动脉壁上脂质沉积、管腔变窄的最重要元凶之一。

（1）总胆固醇（TC）：许多研究发现，血清TC水平在4.5 mmol/L以下者冠心病发生较少，冠心病患者血清TC多数在5.0～6.5 mmol/L。TC水平越高，冠心病发病越多越早，血清胆固醇每降低1%，冠心病的危险性可减少2%。多项临床试验表明，降低胆固醇有利于减少冠心病患者的死亡和心肌梗死。未有明确冠心病的患者，降低胆固醇亦有减少心血管事件的益处。

（2）脂蛋白：低密度脂蛋白-胆固醇（LDL-C）升高：众多研究均提示，低密度脂蛋白-胆固醇也就是俗称的"坏胆固醇"升高是冠心病的主要病因，同时降低LDL-C也是调脂治疗的主要靶标，也就是说，如果你检查下来有多项血脂成分异常，那么降低LDL-C是首要任务。

临床上，医师将根据你的LDL-C水平和你具有的冠心病危险因素的个数，来决定是否进行降脂治疗、治疗的方式和目标。对于还没有得冠心病的人，需要预防冠心病的发生，改变生活方式，其LDL-C目标水平取决于每个人的冠心病绝对危险（即近期或远期发生冠心病事件的概率），携带的危险因素越多，危险越高，LDL-C需要降低到的目标水平越低。对于已有冠心病或其他部位粥样硬化的人，需要预防发生心血管事件，如心肌梗死、死亡等，降LDL-C

治疗的目标水平为2.60 mmol/L(100 mg/dl)。

而高密度脂蛋白-胆固醇(HDL-C),也就是俗称的"好胆固醇"降低,HDL-C<1.0 mmol/L(40 mg/dl),也是一很强的独立的冠心病预测因素。

(3)三酰甘油:最近的前瞻性研究分析显示,高三酰甘油也是冠心病的独立危险因素。

为什么冠心病患者都要查血脂

冠心病患者上医院看病时,医师都会建议进行血脂检查,这是因为有以下几点理由。

(1)血脂异常是冠心病主要的致病性危险因素之一。目前公认的冠心病主要危险因素有:血脂异常、高血压、糖尿病、吸烟等,其中血脂异常是冠心病最主要的致病性危险因素。许多大规模临床试验均已证实,对冠心病患者给予降脂治疗,可以降低心脏病的发生率和病死率。

(2)检查血脂有利于指导冠心病患者的治疗。目前降脂治疗是冠心病治疗的重要有效措施之一,但每位患者的治疗并非千篇一律,应根据患者血脂异常的程度和类型来选择不同的治疗方案。通过血脂检查,可了解患者有无血脂异常及其血脂异常的程度和类型,从而有利于指导患者的治疗。

(3)冠心病患者降脂治疗必须"达标"。研究表明,要获得良好的治疗效果,冠心病患者的降脂治疗必须达到一定的目标值,特别应使低密度脂蛋白-胆固醇(LDL-C)降至2.60 mmol/L以下。

由此可见,冠心病患者进行血脂检查是很有必要的。

调脂治疗可以预防或治疗冠心病吗

调脂治疗不仅可以防治冠心病,并且是防治冠心病的重要措施。将血脂水平控制到目标值以下常常是冠心病预防与治疗的一级目标。

(1)预防冠心病:对于没有冠心病而胆固醇又高的人,服用降脂药物可以降低发生冠心病的危险。1995年,完成了一项有6 595名高血脂患者参加的临床试验。观察5年以后发现,服降脂药的患者血低密度脂蛋白-胆固醇(坏胆固醇)平均下降了26%,并且和未服用降脂药的患者相比,他们发生冠心病和死于冠心病的比例降低了1/3,需要做冠状动脉搭桥手术和扩张术的患者也减少了近40%。此后还进行了其他许多研究,结果共同发现了这样一个规律:即服用降脂药物,每使总胆固醇降低1%,可使发生冠心病的危险降低2%~3%。

(2)治疗冠心病:降脂药物在治疗冠心病方面起到了非常重大的作用。服用降脂药物可以减轻冠心病的急性发作,还可以使许多患者避免做冠状动脉搭桥手术、扩张冠状动脉血管及安装支架,并能防止血管再次狭窄,从而挽救更多患者的生命。有一项有4 444名冠心病者参加的临床试验,也是观察了5年,结果发现服用他汀类降脂药物的患者低密度脂蛋白-胆固醇下降35%,死于心脏病的人数比未服药的患者减少了42%。

(3)对脑血管及其他血管的影响:脑卒中(中风)也是我国的常见病,服用降脂药物可以降低脑卒中的发生。降脂药物还可以延缓其他部位动脉粥样硬化的发生和发展。另外,他汀类降脂药物可改善骨质疏松患者的病情,这方面的治疗作用也正在受到重视。

总之,服用降脂药物能带来许多好处。同时需要强调一点,在服用降脂药物的时候,仍应坚持饮食治疗,限制胆固醇的摄入,增加体力活动,以达到最好的效果。

冠心病患者降脂治疗的目标是什么

医学专家们主张,为了防治冠心病,应积极进行降脂治疗。但是,降脂治疗要求达到的目标值则因人而异。例如,对于已患有冠心病的患者,只要其血总胆固醇(TC)>4.14mmol/L,血低密度脂蛋白-胆固醇(LDL-C)>2.60mmol/L,就应给予降脂治疗(最好服用他汀类药物)。而对于年轻人,如果没有冠心病的危险因素诸如高血压、吸烟等时,应当通过生活方式,如控制饮食、加强锻炼来降低血脂,只有当饮食控制无效且血TC特别高,如超过6.99mmol/L,血LDL-C超过4.92mmol/L时,才考虑服用降脂药物,将血脂降低到TC<6.22mmol/L,LDL-C<4.14mmol/L。对于尚没有冠心病但同时有多个危险因素的个体,要尽量将血TC控制在<5.18mmol/L,LDL-C<3.37mmol/L。

对不同的人采取不同的降脂目标值取决于多方面的影响因素。首先,是考虑到对冠心病者进行积极的降脂治疗,达到严格的降脂目标,能更有效地防止冠心病的加剧,避免心肌梗死再次发作,并可在很大程度上减少这类患者的医疗费用支出。相反,如果对年轻人就积极服用降脂药物,因需治疗的时间很长,医疗费用会很大。所以,对于年轻人多主张采取节制饮食、多运动和戒烟等非药物方式进行治疗,大多数情况下可使血脂控制在合适水平。

调脂治疗的疗程怎样

许多急性病都有一个大致的治疗时程,这在医学上称为疗程。不论是中医或是西医治疗都很注重用药的疗程,以求得对疾病的彻底控制或完全治愈。所以,许多高血脂患者都常问,服用降脂药物也有疗程吗?我们知道,血脂异常是一种慢性疾病,而且其对动脉粥样硬化和冠心病的促进作用终生存在,且逐步加重。因此,降脂治疗应该长期坚持。大量的临床研究结果表明,只有长时间的降脂治疗才能获得明显的好处,而且降脂治疗时间越长,患者获得的好处也越大。所以,服用降脂药物其实并没有疗程的规定。达到降脂目标以后,还需要长期服药维持疗效。只要患者没有明显的不良反应,请不要随意停止降脂治疗。

血脂异常与脑卒中

什么是脑卒中

脑卒中,俗称中风,包括脑梗死和脑出血两种情况,是目前导致人类死亡的三大病因之一,其发病率逐年上升。脑梗死,又称缺血性卒中,是指脑部血液供应障碍,缺血、缺氧引起脑组织坏死软化,引起神经功能障碍。脑出血,是指脑血管破裂时引起的出血,也是我国常见的脑血管疾病。高血压和动脉硬化并存,是脑出血最常见的病因。

脑卒中有哪些表现

脑卒中(包括脑梗死和脑出血)由于病变部位不同,所影响到的脑功能也因之而异。但如果遇到以下症状,需引起警惕,及时送院就诊:

(1)语言障碍:不能理解他人的话,说话慢,好像想不出要说的内容或要用的词语;

(2)说话咬字不清;

(3)口角歪斜、流涎;

(4)半身麻木和(或)偏瘫;

(5)眩晕:天旋地转的感觉,常伴有呕吐,不敢睁眼;

(6)看东西呈双影,称作复视,视物模糊等;

(7)突然的行为异常,如躁动不安、吵闹,或睡眠突然增多等;

(8)头痛、恶心、呕吐、昏睡或昏迷不醒、呼吸鼾声等异常出现时。

脑卒中的危险因素

年龄、遗传、高血压、低血压、心脏病、心律失常、眼底动脉硬化、糖尿病、高脂血症、吸烟、饮酒、肥胖、口服避孕药;饮食因素,如高盐、多肉、高动物油饮食,饮浓咖啡、浓茶;体力活动过量等,均被认为是脑卒中的危险因素。

其中高血压、高血糖和高血脂是重要的"危险因素"。

血脂升高会引起脑卒中吗

大量的研究证实,以动脉粥样硬化为基础病变的脑梗死与血清胆固醇升高之间存在明确的相关性。遗传性的脂质代谢障碍疾病中，如：家族性高胆固醇血症，也是引起缺血性脑卒中的重要病因。高三酰甘油（TG）与脑血管疾病密切相关，缺血性脑卒中的危险性随血浆三酰甘油浓度升高而增加。而高密度脂蛋白-胆固醇（HDL－C）升高则有助于预防缺血性脑卒中的发生。脑出血与血脂异常同样有密切的关系。因此，血脂升高是脑卒中一个主要危险因素。由于高血脂引起的脑动脉粥样硬化，是脑卒中发生的重要基础。

降血脂可以减少脑卒中吗

临床试验显示，降血脂与抗高血压治疗具有类似的预防脑卒中效果，同属于目前最为有效的脑卒中预防手段。此前一项研究发现，高血脂患者强化降脂可将脑卒中的复发率降低16％。

预防脑卒中有哪"七大招"

1. 控制自己的血压

至少每年测量血压1次，如果高压（收缩压）持续＞135 mmHg或低压（舒张压）持续＞85 mmHg，请到医院看病。如果医师证实了你有高血压，他可能会建议你改变不良饮食习惯，适当锻炼和用药。一旦你和医师找到了适合你的药物，请坚持规律用药，定期随访血压控制情况。

2. 了解自己是否有心房颤动

如果你有心房颤动（房颤），为了降低脑卒中危险，医师一般会让你口服一些抗凝药物。

3. 了解自己是否胆固醇高

降低升高的胆固醇也会降低脑卒中的危险性。胆固醇高可以通过节制饮食和锻炼控制,有一些人还需要药物治疗。

4. 如果你有糖尿病,请控制好你的血糖

如果你仔细注意你的饮食,糖尿病是可以控制的。和你的医师一起,制定一个适合你的生活方式和营养计划,同时服用一些药物,帮助你控制血糖。

5. 坚持有规律地参加你所喜欢的体育活动

每天快步行走至少30分钟,可以在许多方面提高健康水平,也可以减少脑卒中发生。或者选择其他适合你生活方式的运动如:骑自行车、打高尔夫球、游泳、跳舞、打乒乓球等,保持每天都有一项有氧运动。

6. 享受低盐低脂饮食

通过减少饮食中盐和脂肪的摄入,可以降低血压,更重要的是可以减少脑卒中的危险性。每天保持膳食平衡,充分的水果、蔬菜、谷类及适量的蛋白质。

7. 如果你有任何脑卒中症状,如:口角歪斜、一侧肢体麻木或无力、言语不利、饮水呛咳、复视等,请立即就医。

血脂异常与代谢综合征

什么是代谢综合征

随着现代社会饮食过度、体力活动减少、人类身心应激反应,糖尿病和心血管疾病正在不断加剧。但大家也许不知道,在糖尿病发病之前的漫长过程中,心血管改变和代谢恶化也在同步启动;无论是发病因素还是后果,心血管疾病和糖尿病关系密切,均可能来自一个混杂了多种异常参数的临床前期状态,即所谓的"共同土壤"。也就是说,在一个个体被诊断为糖尿病、冠心病和(或)其他心脑血管疾病以前,体内已经存在着一种或多种异常代谢及状态,这种"共同土壤"使这个个体易于发生糖尿病和心血管疾病。最近几十年来对"共同土壤"的探索成果之一是提出了"代谢综合征"这一概念。并且在探索心血管疾病和糖尿病的发病病因、危险因素并进而预防这些疾病及其后果的研究过程中,代谢综合征的概念也得到了不断地发展。

通俗地讲,代谢综合征是指在个体中多种代谢异常情况集结存在的现象,这些异常包括:糖尿病或糖调节受损、高血压、血脂紊乱[指高三酰甘油血症和(或)低高密度脂蛋白-胆固醇血症]、全身或腹部肥胖、高胰岛素血症伴胰岛素抵抗、微量白蛋白尿、高尿酸血症及高纤溶酶原激活抑制物等。除此以外,越来越多的组分正在加入代谢综合征,包括脂肪肝等。在后面的篇幅里,会简单探讨血脂异常与这些代谢综合征组分的关系。

代谢综合征的诊断标准是什么

国际糖尿病联盟对代谢综合征的诊断标准强调以中心性肥胖为基本条件(根据腰围判断),合并以下4项指标中任意2项:

(1) 三酰甘油(TG)水平升高:≥1.70 mmol/L(150 mg/dl),或已接受相应治疗。

(2) 高密度脂蛋白-胆固醇(HDL-C)水平降低:男

性<1.04 mmol/L(40 mg/dl);女性<1.30 mmol/L(50 mg/dl),或已接受相应治疗。

(3)血压升高:收缩压≥130 mmHg 或舒张压≥85 mmHg,或已接受相应治疗或此前已诊断高血压。

(4)空腹血糖升高:空腹血糖≥5.6 mmol/L(100 mg/dl),或已接受相应治疗或此前已诊断 2 型糖尿病;若空腹血糖≥5.6 mmol/L(100 mg/dl),为明确有无糖尿病,强烈推荐口服葡萄糖耐量试验(OGTT);但是 OGTT 在诊断代谢综合征时并非必须。

其中腰围是指肋弓下缘和髂嵴上缘的中间平面的周长,不是我们通常误解的过脐平面或最大凸起平面。除了这些日常临床检测的指标外,该国际糖尿病联盟(IDF)定义还归纳了研究条件下的使用指标,包括对胰岛素抵抗、血糖异常、血脂紊乱的进一步检测,以及血管调节异常、凝血纤溶异常、炎症状态指标等,对这些指标的深入研究将有助于在病因、病理生理学上深化对代谢综合征的认知。这些在科研条件下使用的附加指标被称为"白金标准",随着对其认识的成熟和临床检测的发展,有可能会进入未来的临床定义之中。因而,当有医护人员提出给你检测上述指标的时候,是对你病情的进一步评估。

2004 年,在国际糖尿病联盟指南的指导下,我国专家根据国情也制定了中国代谢综合征的诊断标准,下面 4 项中有任意 3 项或全部存在者,就可诊断为代谢综合征:

(1)超重或肥胖:体质指数(BMI)≥25 kg/m²;

(2)高血糖:空腹血糖:≥6.1 mmol/L(110 mg/dl),或糖负荷后 2 小时血糖≥7.8 mmol/L(140 mg/dl),或有糖尿病史;

(3)高血压:收缩压/舒张压≥140/90 mmHg,或已确诊为高血压并治疗者；

(4) 血 TG≥1.70 mmol/L(150 mg/dl)；

(5) 血 HDL-C 男性＜0.91 mmol/L(35 mg/dl)，女性＜1.01 mmol/L(39 mg/dl)。

近两年新的研究资料表明，我国 BMI＞25 kg/m² 人群相应的腰围男性约为 90 cm，女性约为 85 cm；且我国低 HDL-C 的诊断切点为 1.04 mmol/L(40 mg/dl)，故对代谢综合征的组分量化指标进行修订如下：具备以下的 3 项或更多：

(1) 腹部肥胖：腰围男性＞90 cm，女性＞85 cm；

(2) 血 TG≥1.70 mmol/L(150 mg/dl)；

(3) 血 HDL-C＜1.04 mmol/L(40 mg/dl)；

(4) 血压≥130/85 mmHg；

(5) 空腹血糖≥6.1 mmol/L(110 mg/dl)或糖负荷后 2 小时血糖≥7.8 mmol/L(140 mg/dl)或有糖尿病史。

代谢综合征的危害有哪些

代谢综合征是一种非常常见的病症。根据已有定义，不同人种、不同国家、不同性别、年龄组的代谢综合征患病率在 10%～50%，总体上大约占人群的 1/4。已有的研究揭示，代谢综合征人群心血管疾病（冠心病和脑卒中）风险增高 3 倍，心血管死亡风险增高 2 倍，总死亡风险升高 1.5 倍，糖尿病风险增高 5 倍（在还未发生糖尿病者）。也就是说，代谢综合征患者是心血管疾病和糖尿病发病的"后备人群"，或者说代谢综合征是促进心血管疾病的罪魁祸首。代谢综合征的流行先于心血管疾病，对这些患者进行早期识别和重点预防将有效地改善心血管疾病及糖尿病的发生。

为什么肥胖者常有血脂升高

由于某些原因引起体内脂肪过分堆积而造成体重超过正常标准的20%以上者称为肥胖。肥胖的人不仅体内脂肪组织增加,而且血液中脂质也明显增加,尤其是三酰甘油、游离脂肪酸和胆固醇水平多高出正常,说明同时存在脂质代谢的异常。

肥胖者血脂升高可能与以下因素有关:

(1)饮食因素。这是最为常见也是最重要的因素。肥胖者进食总热能常超出自身所需,而且其中脂类食物比例增加,可造成脂肪堆积和血脂升高。

(2)遗传因素。有家族遗传倾向的肥胖者,常同时伴有脂质代谢方面的异常,甚至该家族中体重正常者亦可有高脂血症。

(3)内分泌代谢因素。肥胖者常存在胰岛素抵抗及其他代谢紊乱。

肥胖者通过改变生活方式,加强运动,减少碳水化合物(大米、面食、糖等)的摄入量,高脂血症便可减轻甚至使血脂恢复正常。体重下降对血浆三酰甘油水平的影响尤为明显。所以说肥胖者控制饮食、减轻体重是十分必要的。

脂代谢紊乱与代谢综合征的关系怎样

脂代谢紊乱在代谢综合征的地位随着人们对这一疾病理解的加深正在得到越来越多的重视。在上面所介绍的国际糖尿病联盟(IDF)代谢综合征诊断标准中,腰围所反映的中心性肥胖是诊断代谢综合征的先决条件。大量的临床观察显示,腰围能够反映腹部脂肪的绝对含量,其与内脏脂肪含量、乃至胰岛素抵抗、心血管风险高度相关。以腰围为先决条件的诊断标准反映代谢综合征的病因从原先的胰岛素抵抗/血糖中心论转为脂肪代谢紊乱中心论;或者说要求在脂肪代谢紊乱的基础上,而不以糖代谢紊乱为中心来理解胰岛素抵抗。三酰甘油(TG)升高和高密度脂蛋白-胆固醇(HDL-C)降低分开而成为独立的组分,反映了脂肪代谢异常在代谢综合征中的地位超过了胰岛素抵抗/糖代谢。糖代谢异常来源于胰岛素抵抗,而胰岛素抵抗的原因是脂肪代谢异常,脂肪异常分布、过度堆积是胰岛素抵抗的主要病因。脂肪代谢异常是糖代谢紊乱的驱动因素。同时,脂肪激素的分泌失调、血脂紊乱、脂肪酸等促进亚临床炎症状态的发生,并对血管有不良的影响,均提示脂代谢紊乱在心血管疾病中的作用。由此可见,脂代谢紊乱是代谢综合征产生的一个重要始动因素。

何谓瘦腰行动? 如何进行

正因为腰围反映了腹腔内脂肪的积聚,是诊断代谢综合征的先决条件,因此有人提出"瘦腰行动"来预防和治疗代谢综合征。我们要从"大腹便便"着手干预代谢综合征,实施瘦腰行动计划。可分成四步的"金字塔"式高危筛查与干预计划:第一步筛查腹型肥胖;第二步筛查高血压;第三步筛查血糖;第四步筛查血脂。

腰围异常者都建议查血压、血糖和血脂。目的是积极预防糖尿病、高血压等心、脑血管疾病。

腰围测量方法:肋弓下缘和髂嵴上缘的中间平面的周

长,即腰围。腰围黄色警告:男≥90 cm,女≥80 cm(腰围超过黄线腰围但未达到红线腰围的人群);腰围红色警告:男≥102 cm,女≥88 cm(腰围超过红线腰围的人群)。

如何瘦腰:运动节食是瘦腰最有效的方法,既不需要过多的经济投入,也不必担心药物不良反应的发生。简单易行,疗效确切。

对于腰围超过黄线或以上者:进行健康宣教、生活方式的干预指导。养成科学健康的生活方式;提倡健康合理饮食,调整饮食结构;加强体育锻炼、增加活动量。达到并保持理想体重,减轻体重,防止或减轻超重/肥胖、戒烟、少酒等。另外,建议自行定期去医院检查血压、血糖、血脂。参加社区卫生服务中心组织的代谢综合征强化干预,通过各种药物及时纠正,长期维持正常或接近正常水平(即要求治则达标)的血糖、血脂、血压、血黏度水平;缓解和减轻氧化应激状态,延缓和减轻动脉粥样硬化的进程,最终减少微血管和大血管病变所致的心、脑、肾、视网膜等疾病的发生和发展,应强调尽早、长期、综合性防治原则。

我们每个人的身体热量需要收支平衡,每个人吃进去的食物是营养,支出的是能量消耗。如果收支平衡,体重就会保持正常,糖尿病、高血压、代谢综合征就不容易发生。但是如果超重肥胖、腰围超标,那就需要限制摄入、增加支出以达到减肥瘦腰的目的,从而减少糖尿病、高血压等代谢综合征疾病的发生。

(1)饮食治疗计划:减少能量摄入,适当控制总热量,规律饮食。以全麦、淀粉类食物为主。富含蔬菜和水果的膳食(400~500 g),最好以葡萄糖指数低(即含糖量低的)为宜。避免或减少蔗糖的摄入,如饮料、甜点等。

减少饮食中盐的摄入,盐的摄入控制在每日6 g或以下。

戒酒或控制饮酒。过度饮酒会导致体重增加、高血压、血脂异常。

减少饮食中脂肪的摄入，尤其是饱和脂肪（如动物脂肪、奶酪、黄油和奶油及动物内脏）。食用一些低脂肪的食物，如脱脂牛奶（每天250 ml），选择富含单不饱和脂肪酸的食物——橄榄油、菜籽油。每周吃两份油脂丰富的鱼来增加ω-3脂肪酸的摄入。增加膳食纤维的摄入，如多选粗粮、豆类、魔芋、海带、紫菜及新鲜蔬菜（芹菜、韭菜等）。多食高钾食物（每日4.7 g钾）：富含钾的食物有马铃薯、香蕉、柑橘、大枣、番茄，以及各种豆类，如黄豆和扁豆。但要注意糖尿病患者应该限制甜食和水果的摄入量。

（2）运动治疗计划：运动可使体重减轻，腰围缩减，达到理想体重，规律运动对肥胖、血脂异常、胰岛素抵抗有明显的改善作用，有利于血糖控制，同时运动可增加血管的弹性，进而减少高血压、冠心病等大血管并发症的发生，有益于身心健康。

一般建议以适量、全身、节奏性的项目为好，如散步、快走、慢跑、骑自行车、健身操、太极拳、游泳、划船和跳舞等，可根据自己的爱好和身体状况来选择运动项目。要设定一个切实可行的减肥目标，如减5～10 kg或减轻体重的10%。正式运动前宜进行5～10分钟热身运动，运动时间应持续每日20～30分钟，时间过短达不到理想效果，过长则容易损伤骨骼肌肉。运动强度既不能盲目的大量运动，也不能运动量过小起不到锻炼身体及瘦腰减肥的作用。运动强度可以根据运动时心率评估，即运动后心率＝170－年龄。运动的时间、强度要相对固定，饭后1小时开始运动为宜。运动时应适当饮水，避免运动后大量出汗而引起脱水。

另外,建议运动结束前宜做 5～10 分钟的放松运动。在这里要注意强调:在运动治疗前,一定要对糖尿病、高血压及存在代谢综合征疾病的患者进行健康状况的评估。

为便于记忆,我们推荐"1、3、5、7"方案,即:

- 每天至少活动 1 次。
- 每次活动 30 分钟,例如散步、快走、骑自行车、慢跑、跳舞,户外运动或做较重的家务。
- 每周至少活动 5 天。
- 活动后心率不要超过 170－年龄(岁),如 70 岁老人,活动后心率应保持在每分钟 100 次以下(170－70＝100)。

代谢综合征的防治措施有哪些

防治代谢综合征的主要目标是预防心血管疾病及 2 型糖尿病的发生,对已有心血管疾病的患者则要预防心血管事件再发。积极持久的生活方式治疗是达到上述目标的重要措施。前面介绍的"瘦腰行动"是防治代谢综合征的重要生活方式干预。原则上应首先启动生活方式干预治疗,如不够,再用针对个别危险因素如血脂、血压、血糖等异常的药物治疗。

患者一旦被诊断为代谢综合征必须进行积极的治疗,并根据以下方面的内容进行全面的心血管(包括吸烟情况)危险性评估和治疗。

一级干预:国际糖尿病联盟(IDF)推荐代谢综合征患者应该特别关注健康的生活方式。

- 中等程度的能量摄入(在第一年内使体重下降 5%～10%);
- 中等程度增加体格锻炼;

- 改变饮食结构。

美国和芬兰关于糖尿病的预防研究的结果证明,轻度的体重下降也能使患者获益,例如能够预防或至少延缓数年糖耐量低减的高危人群（一般都是肥胖者）向糖尿病转变。

二级干预：对于生活方式干预效果不佳或有发生心血管疾病的高危人群,必须采用药物治疗进行二级干预。

总体上说,虽然我们明确需要一种能够调节代谢综合征潜在机制的治疗方案,并通过该方案来降低各种危险因素,减少长期代谢和心血管改变的影响,但是代谢综合征的机制目前还不清楚,具有针对性的药物还没有出现。所以,目前应该针对代谢综合征所包括的各种组分进行治疗,减少相互作用的各种危险因素,最终到达降低心血管疾病和糖尿病发生的风险。

以下是IDF推荐的针对代谢综合征各种组分的治疗方案：

（1）调节血脂：治疗的主要目的是降低三酰甘油（TG）水平,同时降低载脂蛋白B（ApoB）和非高密度脂蛋白-胆固醇（non–HDL–C）、增加HDL–C水平、减少低密度脂蛋白-胆固醇（LDL–C）水平（LDL–C水平增高是代谢综合征的高危因素）。可选项目：

- 贝特类：能够改善血脂异常的所有组分,降低代谢综合征患者发生心血管疾病的风险。
- 他汀类：不仅能够减少含有ApoB的所有脂蛋白,而且能够使LDL–C和非HDL–C水平到达美国胆固醇教育计划成人治疗指南Ⅲ（ATPⅢ）（2001）的要求。多项临床研究肯定了他汀类治疗的益处。
- 贝特类和他汀类联用,有可能出现不良反应。

（2）降低血压：对于收缩压≥140 mmHg 和（或）舒张压≥90 mmHg 的患者必须接受治疗；如果患者合并糖尿病,当收缩压≥130 mmHg 和（或）舒张压≥80 mmHg 时必须开始降压治疗。

血管紧张素转换酶抑制剂（ACEI）和血管紧张素Ⅱ受体阻滞剂（ARB）是有效的抗高血压药物,一些（不是全部）临床试验提示,对于糖尿病患者来说,ACEI 或 ARB 比其他降压药更有益处。但是,最近大部分临床试验显示与抗高血压药物治疗后相关并发症的危险性下降本质上只是血压下降所致,而与哪一种药物类型无关。

（3）胰岛素抵抗和高血糖：目前人们对能够改善胰岛素抵抗、延缓 2 型糖尿病发病、降低心血管危险的药物有着越来越大的兴趣。预防糖尿病计划（DPP）结果显示二甲双胍能够预防或延缓糖尿病前期患者糖尿病的发生,最近噻唑烷二酮类（TZDs）的研究也发现其能够预防或延缓糖耐量低减（IGT）和胰岛素抵抗的患者 2 型糖尿病的发生。同样,其他研究也提示阿卡波糖和奥利司他能够延缓 IGT 向糖尿病发展。但当前还没有资料显示已经上市的噻唑烷二酮类（TZDs）能够降低代谢综合征、IGT 或糖尿病患者发生心血管疾病的危险性。

血脂异常与糖尿病

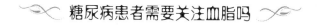

糖尿病患者需要关注血脂吗

许多中老年糖尿病患者极为关注自己的血糖高低,能及时应用降糖药物,而对血脂异常则不重视。殊不知,糖尿病患者尤要重视血脂异常。

糖尿病由于胰岛素抵抗和分泌不足,不仅出现糖代谢紊乱、血糖升高,而且引起脂质代谢障碍,会影响体内脂质的正常合成和分解,使体内的脂质合成增加,而分解则减慢,引起血脂异常,导致血胆固醇、三酰甘油、低密度脂蛋白-胆固醇升高,高密度脂蛋白-胆固醇降低。

高脂血症一方面可引起血管损害,增加糖尿病心血管并发症发病率;另一方面可加重胰岛素抵抗,与胰岛素抵抗形成恶性循环,导致高脂血症和糖尿病的病情程度不断加重。此外,高脂血症的存在还可降低外周组织对胰岛素和降糖药物的敏感性,干扰糖尿病治疗效果,使血糖难以稳定控制。

糖尿病患者是否需要化验血脂

糖尿病患者在随访血糖的同时要注意随访血脂水平,以及时发现血脂异常,从而进行干预,预防心血管事件的发生。在干预后定期化验血脂,可了解治疗效果,评价是否达到血脂控制目标。

高血脂会引起糖尿病吗

我们见到许多血脂高的患者常合并有糖尿病,因而使人们想到,血脂高是否会引起糖尿病?最新的研究结果表明,部分患者在诊断糖尿病前已存在血脂升高,推测血脂升高可产生脂毒性,损伤胰岛分泌胰岛素功能或使胰岛素的作用减弱。而胰岛素对人体的血糖代谢是至关重要的。胰岛素分泌减少或其作用减弱,就会发生糖尿病。当然,糖尿病也可引起血脂升高。当高血脂与糖尿病同时存在时,常难以分清谁是因谁是果。所以,近来有人称糖尿病为糖脂病。

糖尿病患者的血糖控制后血脂是否就会正常

糖尿病患者血脂异常与血糖控制的好坏有关,血糖控制后,血脂异常肯定会有一定程度的改善。有研究观察到,1型糖尿病患者(主要是青少年因遗传引起的糖尿病)血脂异常多在血糖控制后恢复正常;而2型糖尿病患者(多见于成人糖尿病)在控制血糖后,多数人的血脂异常仅部分恢复正常。这是因为糖尿病患者的血脂异常是由多种因素引起的,血糖升高只是其中原因之一。所以,2型糖尿病患者常需要同时服用降脂药物。

糖尿病患者血脂异常的特点

糖尿病患者血脂异常表现为血浆三酰甘油(TG),极低密度脂蛋白(VLDL)水平升高,游离脂肪酸(FFA)水平升高,高密度脂蛋白-胆固醇(HDL-C)水平下降,持续性餐后高脂血症以及低密度脂蛋白-胆固醇(LDL-C)水平轻度升高,小而密的LDL(sLDL)和小而密的HDL均增加。

(1) TG升高:高TG血症是2型糖尿病(T2DM)中最常见的血脂异常。T2DM患者无论是以胰岛素抵抗(IR)为主还是以胰岛素分泌缺陷为主,均存在明显的胰岛素作用不足。脂蛋白脂肪酶(LPL)是水解 TG 的主要酶,分泌及活性都依赖胰岛素作用。由于胰岛素的作用下降,富含 TG 的颗粒水解速度减慢,会直接导致两个结果:血 TG 水平升高;新生 HDL－C 颗粒的合成原料减少,HDL－C 水平降低。此外,当摄入外源性高脂肪饮食并有明显 IR 时,肥胖患者脂肪细胞的脂解作用增强,血中游离脂肪酸(FFA)增高,进入肝脏增多,合成极低密度脂蛋白(VLDL)增多,也可造成血 TG 水平增高。

(2) HDL－C 下降:HDL－C 具有将胆固醇从肝外组织转运到肝进行代谢的作用。当血中 TG 水平升高时,如前所述,HDL 颗粒合成减慢,同时 HDL－C 内 TG 含量增多,在脂肪酶(HL)作用下容易形成小而密的颗粒,易被肾脏清除。糖尿病患者 HDL－C 的改变伴有量与结构的异常。

(3) LDL－C 正常或升高:LDL－C 是胆固醇的主要载体,是胆固醇转运和进入细胞的主要形式。糖尿病患者 LDL－C 水平升高不显著,改变的主要是粒子的结构。血中 TG 升高时,LDL－C 颗粒中 TG 含量增加,脂肪酶(HL)活性增强,TG 水解加快形成小而密的 LDL－C 颗粒增多。小而密的 LDL－C 尽管水平增高不明显,但其本身的危险性也更加明显,这也是糖尿病患者降脂 LDL－C 达标水平更低的原因之一。

如何解读血脂检验单

拿到检验单时最常遇到的问题是看不懂上面写的一些简写英文代号,也不知道其参考范围和临床意义,在此作一简单介绍:

(1) TC：血浆总胆固醇，也有用 T-CHO 代表血浆总胆固醇的。参考范围＜5.18 mmol/L。临床意义：高胆固醇血症是冠心病的主要危险因素之一。病理状态下高胆固醇有原发与继发两类。原发的有如家族性高胆固醇血症（低密度脂蛋白受体缺陷）、家族性载脂蛋白 B(Apo B)缺陷症、多源性高胆固醇、混合性高脂蛋白血症。继发的见于肾病综合征、甲状腺功能减退、糖尿病、妊娠等。

(2) TG：三酰甘油。参考范围＜1.70 mmol/L。临床意义：高 TG 血症也有原发的和继发的两类，前者多有遗传因素，其中包括家族性遗传性高 TG 血症与家族性混合型高脂(蛋白)血症等。继发的见于糖尿病、糖原累积病、甲状腺功能减退、肾病综合征、妊娠、口服避孕药、酗酒等。

(3) HDL-C：血清高密度脂蛋白-胆固醇。参考范围≥1.04 mmol/L。临床意义：HDL-C 被认为是一种抗动脉粥样硬化的脂蛋白，冠心病的保护因子。HDL-C 含量与动脉狭窄程度呈显著的负相关性。

(4) LDL-C：血清低密度脂蛋白-胆固醇。参考范围＜3.37 mmol/L。临床意义：LDL-C 是动脉粥样硬化发生和发展的主要脂类危险因素，体内调控 LDL 水平的诸多因素中，很重要的是各种细胞表面存在广泛的 LDL 受体（或称 Apo B、Apo E 受体），此种受体的遗传缺陷可使 LDL-C 明显升高，即所谓家族性高胆固醇血症。

(5) non-HDL-C：血清非高密度脂蛋白-胆固醇。参考范围＜4.14 mmol/L。临床意义：血清非高密度脂蛋白-胆固醇的浓度与非致死性心肌梗死、心绞痛及冠心病的发病率相关。

(6) Apo AI：血清载脂蛋白 AI。参考范围：1.2～

1.6g/L。临床意义：血清 Apo AⅠ可以代表 HDL 水平,与 HDL-C 呈明显正相关。冠心病、家族性高 TG 血症患者 Apo AⅠ偏低。ApoAⅠ缺乏症,如高密度脂蛋白缺乏症、家族性低 α 脂蛋白血症、鱼眼病等血清中 Apo AⅠ与 HDL-C 极低。

(7) ApoB：血清载脂蛋白 B。参考范围：男 0.8～1.1g/L。临床意义：血清 Apo B 主要代表 LDL 水平,它与 LDL-C 呈显著正相关。Apo B 是各项血脂指标中较好的动脉粥样硬化标志物,降低 Apo B 可以减少冠心病发病及促进粥样斑块的消退。

(8) Apo E：血清载脂蛋白 E。参考范围 29～53mg/L。临床意义：血中 Apo E 的水平受环境、遗传因素的影响。血 Apo E 水平升高同时伴有三酰甘油增高者有助于对Ⅲ型高脂蛋白血症的诊断。此外,Apo E 基因多态性尚与许多异常脂蛋白血症、动脉粥样硬化、心血管疾病、阿尔茨海默病等发生有关。

(9) Lp(a)：血清脂蛋白 a。参考范围 0～300mg/L。临床意义：有调查资料显示,Lp(a)升高者发生冠心病危险性增加,提示 Lp(a)可能具有致动脉粥样硬化作用,但尚缺乏临床研究的证据。此外,Lp(a)增高还可见于各种急性时相反应、肾病综合征、糖尿病肾病、妊娠和服用生长激素等。由于目前尚无公认的血清 Lp(a)测定的参考方法,其临床价值难以确定。

(10) FFA：血清游离脂肪酸。参考范围 0.3～0.9mmol/L。临床意义：游离脂肪酸又指非脂化脂肪酸,即 C10 以上的脂肪酸。正常血清中主要的 FFA 为油酸(C18:1)、软脂酸(C16:1)、硬脂酸(C18:1)。血中 FFA 浓度很低,其含量极易受脂代谢、糖代谢和内分泌功能等因素影响,血清FFA的浓度取决于脂肪组织分解TG的速度及肝脏、肌肉对循环中FFA摄取和利用的速度。FFA在2型糖尿病的发生和发展中起重要作用,高FFA是2型糖尿病的重要危险因素。FFA极具细胞毒性,增高可促进肝细胞凋亡。脂肪肝患者可见FFA升高。空腹血FFA总体水平增高或组成成分改变可能是高血压的危险因素,其机制仍需进一步研究。

当发现血脂检验单上的以上数值超出正常范围时,首先应该检查一下血的样本是不是在空腹状态下采取的。一般要求在采血前一天晚10点钟开始禁食,于次日晨采取静脉血。其次还应注意受试者的饮酒情况,因为饮酒能明显升高血浆中富含三酰甘油的脂蛋白及高密度脂蛋白浓度。再次,在分析结果时,应考虑到脂质和脂蛋白水平本身有较大的生物学波动,其中部分是由于季节变化、月经周期及伴发疾病等原因所导致。需要说明的是,各个医疗单位由于使用的方法、实验的条件等差异,各项指标的正常值可能不完全相同。一般情况下,在检验单上都标有正常参考值,可对比测定的各项指标是否超过了正常范围。

特别要在此指出的是,虽然检验单上标有参考范围,这并不意味着没有超过参考范围就是正常。如患有冠心病或糖尿病的患者,LDL-C要求<2.6 mmol/L,对于伴有心血管疾病的多种危险因素的高危人群有更严格的要求。

糖尿病患者降脂治疗的血脂控制目标及首选药物是什么

对于糖尿病患者血脂异常治疗的首要目标应是降低低

密度脂蛋白-胆固醇(LDL-C),首先选用他汀类药物,应使LDL-C水平降至低于2.6 mmol/L;如果糖尿病患者的血浆三酰甘油(TG)水平高于2.26 mmol/L,将非高密度脂蛋白-胆固醇(non-HDL-C)(LDL-C和VLDL-C统称),作为治疗的二级目标,其目标值应低于3.4 mmol/L;此时可选用其他的降脂药物,如贝特类或烟酸类降脂药物。对于患有冠心病的糖尿病患者,只要其血浆LDL-C水平>2.6 mmol/L时,即可开始应用他汀类药物;如果糖尿病患者的血浆LDL-C水平<2.6 mmol/L,建议此类患者戒烟和保持良好生活习惯。

糖尿病患者通常多久监测一次血脂

普通人应每2年检查一次血脂;40岁以上的人每1年检查1次血脂;高危人群包括糖尿病患者应立即进行血脂水平检查,并在医师指导下定期复查血脂。当检测出高血脂的时候,应在医师的指导下进行危险分层,决定采用生活方式干预或直接采用药物治疗。对于生活方式干预的患者,应每6~8周随访血脂水平,如已达标或有明显改善,应继续生活方式干预。如果不能达标,应采取强化生活方式干预,包括更严格的膳食治疗,进行约6~8周后应再次监测血脂水平。如已达标,继续保持强化的生活方式干预。如检测结果表明不能仅靠生活方式干预达标,应考虑加用药物治疗。在达到满意疗效后,定期随访,第一年大约每4~6个月应随诊1次血脂,以后每6~12个月随诊1次。对于加用药物治疗的患者,随访应更为积极。同时应密切关注药物不良反应,有不适时及时就诊。

血脂异常与高血压

什么是高血压

高血压是世界最常见的心血管疾病,也是最大的流行病之一,常引起心、脑、肾等脏器的并发症,严重危害着人类的健康,因此提高对高血压病的认识,对早期预防、及时治疗有极其重要的意义。

高血压是指动脉血管内压力超过正常值的异常现象,高血压的定义是人为的(我国曾先后5次修改高血压诊断标准),我国目前最新的高血压诊断标准是1999年制定的,与WHO/ISH(世界卫生组织/国际高血压联盟)的诊断标准是一致的,即指在未服抗高血压药情况下,收缩压(上压)≥18.6 kPa(140 mmHg),和(或)舒张压(下压)≥12 kPa(90 mmHg)。

在高血压的诊断过程中需注意以下几点:

(1) 血压(BP)=18.6/12 kPa(140/90 mmHg)也诊断为高血压。

(2) 收缩压≥18.6 kPa(140 mmHg)、舒张压<12 kPa(90 mmHg)或收缩压<18.6 kPa(140 mmHg)、舒张压≥12 kPa(90mmHg),均诊断为高血压;凡是18岁以上的成年人,其诊断标准都是一样的,并不是说,年纪越大,其诊断标准就改变,即使是70岁或80岁,如果血压≥18.6/12 kPa(140/90 mmHg),也诊断为高血压。

(3) 诊断高血压时,必须在安静状态下多次测量血压,至少有连续两次测量超过标准才能诊断。即休息5分钟以上,2次以上非同日测得的血压,收缩压≥18.6 kPa(140 mmHg)和

(或)舒张压≥12 kPa(90 mmHg)可以诊断为高血压。

(4)高血压分原发性高血压和继发性高血压。原发性高血压指原因不明的高血压,占90%以上,目前尚难根治,但能被控制。平时所说的高血压病,是指原发性高血压。

高血压患者需要关心血脂吗

高血压患者常伴有糖、脂代谢紊乱以及心、脑、肾和视网膜等器官功能性或器质性改变,是以器官重塑为特征的全身性疾病。临床上很多高血压患者特别是肥胖型常伴有脂代谢紊乱。而脂代谢紊乱的患者也常伴有高血压,因此将两者称之同源性疾病。高血压和脂代谢异常均是导致动脉粥样硬化、心脑血管疾病的重要原因,由此可知高血压患者需关心血脂,积极进行降压和调脂治疗。

血脂异常对高血压有哪些危害

我们常见到有些高血脂的患者同时有高血压,医学专家也视高血脂和高血压是姐妹病,因而引起人们想到血脂高是否可引起血压高。

大量的医学研究表明,血脂水平与血压高低之间确实存在着密切的关系。有人调查研究了16 525名健康男性,发现在40岁后,舒张压>110 mmHg者比舒张压<70 mmHg者的血胆固醇值平均升高0.71 mmol/L。这是因为血脂升高使血管松弛发生障碍,因而造成血管常处于收缩状态。所以,血脂高的患者常伴有高血压。

既然血脂高可能是高血压的危险因素,那么降低血脂也应使高血压患者的血压下降。所以,现在提倡如果高血压患者同时有高血脂,除了积极降压外,还应及早配合降脂治疗。因为降压和降脂同时进行,不但能使血压易于降至正常,更有利于预防冠心病和脑卒中(中风)。

高血压患者血脂控制目标如何

我国血脂异常指南将高血压的危险等同于任何其他3个心血管疾病危险因素相加,表明对高血压患者的调脂治疗应更加重视。当高血压伴高胆固醇血症(TC≥6.22 mmol/L),同时又有1个以上其他危险因素即为高危,低密度脂蛋白-胆固醇(LDL-C)应控制在2.59 mmol/L以下。由此可见,高血压患者因其血脂水平的高低和合并其他危险因素的情况可以分为高危、中危和低危患者,不能一概而论。在临床上,由于大多数高血压患者都合并有1个以上的其他危险因素,所以多为中危和高危患者,有些合并冠心病的高血压患者甚至是极高危患者,应给予积极的调脂治疗。需要强调的是,对于高血压患者来说,积极的降压治疗基础上联合采取调脂治疗可以进一步显著降低患者的综合危险,更为有效地预防心血管病的发生。

高血压和高脂血症并存怎么办

(1)要加强生活和饮食管理,控制热量摄入,适当增加活动量。进食热量过多,多余的热量就以脂肪的形式储存在体内,使血脂和血压升高,所以,应以限制脂肪为主,主食每天200～250 g,不吃甜食,可适当吃鱼、豆制品、禽类、蔬菜等,但每餐不可过多,不可暴食,晚餐要少吃。多吃富含钙、钾的食物,如香蕉、紫菜、海带、马铃薯、豆制品及菌菇类等,以促进体内钠盐的排泄,调整细胞内钠与钙的比值,降低血管的紧张性,维护动脉血管正常的舒缩反应,保护心脏。适度运动,能有效地增加内源性热原质,增加身体热度,加速体内脂肪、糖和蛋白质的分解,有利于冲刷血管壁上的沉积物,又可使血脂分解加速,从而防止高血压、高脂血症,延缓各脏器的衰老。所以应坚持锻炼,但老年人应以散步、慢跑、打太极拳为主,不宜剧烈运动。

(2)患者吃盐应适量。据报道,有学者发现高血压与食盐敏感有关,部分食盐敏感者有钠泵基因突变,这种突变呈显性遗传,由此揭示了世界上研究了100多年的关于吃盐多的地区高血压发病多,而有些人吃盐多却不发病的谜底,因此,对食盐敏感性高血压患者来说,减盐非常重要,而非食盐敏感性高血压患者,过度减盐可影响糖和脂肪代谢,一般每日食盐量掌握在6 g以下,对两者都不致产生明显影响。

(3)烟、酒对高血压和高脂血症均属促进因素,患者应断然戒烟,酒以不喝为好。

(4)在积极调整生活方式的基础上,在医师的指导下,合理用药,定期随访,使血压和血脂控制至目标值以下。

高血压患者如何选择降脂药物

高血压患者的治疗目标仍是预防心脑血管疾病的发生。因此高血压患者伴有脂代谢紊乱的时候,需对心脑血管疾病危险性进行评估。然后根据结果制订治疗的方案和目标。降脂治疗的首要目标仍是降低低密度脂蛋白-胆固醇(LDL-C),可选用他汀类药物。当三酰甘油(TG)轻、中度升高[TG 2.26~5.63 mmol/L(200~500 mg/dl)]时,LDL-C达标仍为主要目标,非高密度脂蛋白-胆固醇

(non-HDL-C)达标为次要目标,其目标值为 LDL-C 目标值 + 0.78 mmol/L(30 mg/dl);此时可选用其他调脂药物,如贝特类、烟酸类等。

高血压患者如何随访血脂

高血压病患者属于心脑血管疾病高危人群,应根据其心血管危险因素进行危险分层,制定血脂控制目标,在治疗初期每 6~8 周随访血脂水平,待血脂达标后,每 4~6 个月随访 1 次。坚持治疗(包括生活方式干预、药物治疗)和坚持随访,使血脂达标,才能预防心脑血管疾病。

如果高血压患者的血脂正常,是否还应同时进行降脂治疗

有人观察了血脂正常的高血压患者,发现积极降脂治疗可明显降低大动脉硬化的程度,改善血管的弹性,并使高血压更易于控制。同时也有助于防治动脉粥样硬化引起冠心病和脑卒中等严重疾病。所以,降压的同时还应控制血脂,这也符合心血管病防治的基本原则。

血脂异常与脂肪肝

什么是脂肪肝

肝脏是人体重要器官之一,宛如体内的一个小化工

厂，在这里合成一些人体必需的物质，有些物质在这里解毒后排出体外。肝脏也与脂质的代谢密切相关，脂肪酸的合成氧化、胆固醇与蛋白质的合成、异常蛋白质的清除等都是在肝脏进行的，从而使脂肪的消化、吸收、分泌、氧化、转化等过程保持动态平衡。如果某种原因造成脂类物质代谢的失衡，脂肪在肝细胞内大量堆积超过了肝脏湿重的5%或者超过30%的肝实质细胞出现脂肪变时，就形成了脂肪肝。

什么是非酒精性脂肪肝

许多因素都可引起脂肪肝，如单纯性肥胖、营养不良、糖尿病、酒精中毒等。高脂血症也是引起脂肪肝的常见原因之一。非酒精性脂肪性肝病（NAFLD）是指除外乙醇（酒精）和其他明确的损肝因素所致的，以弥漫性肝细胞大泡性脂肪变为主要特征的临床病理综合征，包括单纯性脂肪肝以及由其演变的脂肪性肝炎（NASH）和肝硬化，胰岛素抵抗和遗传易感性与其发病关系密切。随着肥胖和糖尿病的高发，NAFLD现已成为我国常见的慢性肝病之一，严重危害人民健康。本节所讨论的脂肪肝特指非酒精性脂肪肝。

非酒精性脂肪肝的临床诊断标准是什么

很多人可能都已经听说了非酒精性脂肪肝这一疾病，但却不知道自己是否已经确切患有该疾病了。下面介绍目前公认的临床诊断标准，供大家参考。但建议大家在怀疑自己患有该病时及时就诊,由医师作出诊断,同时可进一步与医师共同制订治疗方案。

凡具备下列第1~5项和第6或第7项中任何一项者即可诊断为非酒精性脂肪肝(NAFLD)。

(1) 无饮酒史或饮酒折含乙醇量男性每周<140 g,女性每周<70 g;

(2) 除外病毒性肝炎、药物性肝病、全胃肠外营养、肝豆状核变性等可导致脂肪肝的特定疾病;

(3) 除原发疾病临床表现外,可有乏力、消化不良、肝区隐痛、肝脾肿大等非特异性症状及体征;

(4) 可有体重超重和(或)内脏性肥胖、空腹血糖增高、血脂紊乱、高血压等代谢综合征相关组分;

(5) 血清转氨酶和γ-谷氨酰转肽酶(γ-GT)水平可有轻至中度增高(小于5倍正常值上限),通常以丙氨酸氨基转移酶(ALT)增高为主;

(6) 肝脏影像学表现符合弥漫性脂肪肝的影像学诊断标准;

(7) 肝活体组织检查组织学改变符合脂肪性肝病的病理学诊断标准。

非酒精性脂肪肝的临床分型是怎样的

很多人误以为非酒精性脂肪肝和肝炎及肝硬化无关,事实上,部分非酒精性脂肪肝患者可以进展至肝炎以及肝硬化阶段。临床医师采用以下的标准进行诊断:

1. 非酒精性单纯性脂肪肝

凡具备下列第1~2项和第3或第4项中任何一项者

即可诊断。

(1) 具备临床诊断标准 1～3 项；

(2) 肝生物化学检查基本正常；

(3) 影像学表现符合脂肪肝诊断标准；

(4) 肝脏组织学表现符合单纯性脂肪肝诊断标准。

2. 非酒精性脂肪性肝炎

凡具备下列第 1～3 项或第 1 和第 4 项者即可诊断。

(1) 具备临床诊断标准 1～3 项；

(2) 存在代谢综合征或不明原因性血清丙氨酸氨基转移酶(ALT)水平升高持续 4 周以上；

(3) 影像学表现符合弥漫性脂肪肝诊断标准；

(4) 肝脏组织学表现符合脂肪性肝炎诊断标准。

3. 脂肪性肝炎(NASH)相关肝硬化

凡具备下列第 1～2 项和第 3 或第 4 项中任何一项者即可诊断。

(1) 具备临床诊断标准 1～3 项；

(2) 有多元代谢紊乱和(或)脂肪肝的病史；

(3) 影像学表现符合肝硬化诊断标准；

(4) 肝组织学表现符合肝硬化诊断标准,包括 NASH 合并肝硬化、脂肪性肝硬化以及隐源性肝硬化。

高血脂与非酒精性脂肪肝有关吗

在高脂血症患者中,脂肪肝的发病率远远高于普通人。另外,脂肪肝人群也常受到各类高脂血症的光顾,最常见的就是高三酰甘油血症。可以说高脂血症和脂肪肝是一对患难兄弟。两者有一些共同的致病因素,如高脂饮食、高糖饮食及酗酒等。过多的脂肪进入血液中,就可能导致高脂血症；脂肪大量地堆积在肝脏里，就形成了脂肪肝。而肝脏囤积过多的脂肪，又能够导致胰岛素抵抗、血脂异常、糖尿病和心血管疾病等。

非酒精性脂肪肝的危害有哪些

有很多人对脂肪肝不屑一顾，认为就是"肚子稍微大一点"，没有多大关系。事实上多数人并不了解脂肪肝的真正危害，任由脂肪肝恶变并导致多种并发症，由于脂肪肝早期一般没有明显症状，所以往往被人忽略。患上脂肪肝，除了表明肝脏已受损伤，还意味着多种健康危险会接踵而来。

脂肪肝可促进其他疾病的发生及发展，如可促进动脉粥样硬化的形成，同时还会诱发或加重心血管疾病如高血压、冠心病等的发生，进而对身体的健康造成威胁且影响到患者生活质量与生存时间。同时重度脂肪肝的危害是很严重的，若不及时治疗可能会导致致命危害。重度脂肪肝可谓是肝脏脂肪化比较严重，易合并其他并发症的出现，其危害可表现在肝细胞脂肪变性、门脉区周围纤维组织增生、胆汁淤积等均有不同程度的存在；并且各种肝病的最终结果往往导致肝硬化，当然脂肪肝也不例外，重度脂肪肝患者肝脏长期受脂肪浸润导致肝脏发生变性坏死，其发展为肝硬化甚至肝癌的概率较高，若任其发展出现肝硬化的并发症如肝性脑病、腹腔积液、消化道大出血、肝功能衰竭、肝肾综合征等，其危险系数高、危害程度大。因此，重度脂肪肝患者切不可任其发展，积极治疗是可以有效抑制病情的加重并将危害程度降低的，进而达到一个不错的治疗效果。

高血脂合并非酒精性脂肪肝怎么办

非酒精性脂肪肝或高脂血症在病因、发病机制上有类似之处,因此治疗时也有其共通的原则,即都很强调饮食和运动治疗。具体说来,患者在饮食上应当有所节制,以低脂饮食为主,主食之中应搭配部分粗粮,副食品以鱼类、瘦肉、豆及豆制品、各种新鲜蔬菜、水果为主。胆固醇过高者应少吃蛋黄、肉类(特别是肥肉)、动物内脏、鸡皮、鸭皮、虾皮、鱼子、脑等含胆固醇量高的食物。三酰甘油过高者要忌糖及各类甜食,并限制饮食的总热量。肥胖患者要积极参加体育锻炼,以利于脂肪的消耗。肥胖患者尤其是中老年人,要定期到医院进行体检,检查肝肾功能、血脂、血糖,如发现异常要及时治疗。

血脂异常与下肢动脉粥样硬化性闭塞

什么是间歇性跛行

人至老年,经常会抱怨耳背、眼花、腿不利索。可见腿脚不便利在老年人中并不少见,间歇性跛行是老年人腿脚不便利的主要原因。

间歇性跛行是指步行一段路程后,无任何原因便出现下肢小腿的疼痛,轻者只是酸痛,重者可呈抽痛,甚至于刀割刺痛,患者不得不被迫停止走路,站定休息。休息一段时间后症状消失,又再跨步前行,如此反复间歇出现,旁人见之,此人走走停停,似乎有点莫名其妙。

间歇性跛行的常见病因是什么

间歇性跛行绝不是体质衰弱、体力不支的表现,而是一种血管供血不全或神经病变的最早症状,莫以为站定休息,随即消失,不足为虑。因为这是一种逐渐进行的器质性病变,延误治疗可能最终导致肢体末端坏死、溃烂或下肢瘫痪。

肌肉组织的血液循环极其丰富,有利于肌肉活动时供给充分的养料、氧,同时带走各种新陈代谢的产物。当供应血液的动脉有病变时,如下肢动脉粥样硬化性闭塞症,动脉管腔变狭窄,早期尚可承担最基本的供应量,因为休息或轻微的活动时,供血量要求不多,尚能满足而不发生症状。但步行一段路程后,小腿肌肉营养要求增多,耗氧量增多,代谢产物也增多。这时狭窄的血管已不足以承担所增加的"运输"任务,肌肉便发生缺血、缺氧和代谢产物堆积,出现疼痛,站定休息一会儿之后,逐渐得到代偿而改善,因而症状便自然消失了。

间歇性跛行也有少数病例是由于脊神经根受压迫引起。人的下肢神经纤维从脊髓发出,经过脊柱的管孔而引出,汇集于椎管,称为马尾部。随后分布成各条运动神经和感觉神经,司理各自分布的部位。当马尾部各神经管孔有病变时,出现椎管梗阻或狭窄,起初休息时尚不至于影响神经的功能而不出现症状。但步行时,重力的负荷、活动的脊柱骨的位置变动,便会压迫某条神经根,因而出现疼痛症状。休息后,压迫减少,疼痛又会消失了,这称之为马尾性间歇性跛行。倘若病变不及时治疗,压迫越来越明显,则可由间歇性发展成持续性,甚至造成神经司理部位感觉消失或者瘫痪。

还有一小部分间歇性跛行是因脊髓本身的病变或由于脊髓受到外来因素的压迫而造成,较为少见。在步行一段时间或距离后感到下肢乏力、发沉、麻木、酸胀及束带感加剧,导致不能行走,休息片刻后恢复,称为脊髓源性间歇性跛行。

随着现代生活方式的改变,间歇性跛行以血管因素最为常见,这种间歇性跛行早期只靠患者自己发现,稍不注意便会误认为是体力问题而被忽略。所以一旦发现有此症状最好去医院检查,以免误了治疗的时机。

什么是下肢动脉粥样硬化性闭塞症

下肢动脉粥样硬化性闭塞症是一种常见的慢性动脉闭塞性疾病,可能与胆固醇代谢紊乱、高血压及动脉壁功能障碍有关,病变多发生在腹主动脉分叉处和下肢的大、中动脉。动脉内膜由于粥样硬化、纤维化和钙化,造成管腔狭窄或闭塞,多呈节段性改变。早期症状主要表现为间歇性跛行,休息时也发生疼痛则是下肢严重缺血的表现,常伴有肢端麻木等。晚期还可发生肢端溃疡和坏疽,甚至需要截肢。

走路跛与血脂升高有关吗

正常情况下,下肢血管正常时,运动后血管中的血液随之增加,能够满足运动时的血液和氧气的需要。但存在腿部血管狭窄时,开始血管中的血液还能随运动增加,但增加到一定程度后就不再继续增加,因此当活动量达到一定程度时，肌肉就会出现缺血和缺氧，产生缺血缺氧性疼痛。血管壁上的粥样斑块是导致血管狭窄的直接原因，这种斑块中有大量的脂肪堆积，性状似稀饭，因此称为粥样斑块，粥样斑块表面由纤维包裹，突出血管腔，引起血管狭窄，就像河床上有泥沙淤积一样。然而，血管壁本身并不能产生脂肪，斑块中脂肪来源于血液中的脂肪，就像河床上的淤泥来自流动的河水一样。血脂主要反应血液中的脂肪含量，血脂越高，脂肪在血管壁上沉积越多，产生粥样斑块和血管狭窄的危险性也增高。因此，走路跛同样与血脂升高密切相关。

如何发现下肢动脉粥样硬化性闭塞

下肢动脉硬化性闭塞多见于中老年，常伴有高血脂、高血压、糖尿病等病史。对于有"走跛路"的患者，采用多普勒超声波和血管造影，可确定患病部位、程度和范围，有助于手术方法的选择。

如何防治下肢动脉粥样硬化性闭塞

动脉粥样硬化性闭塞是一种器质性病变，至今尚无一种药物能使病变动脉恢复弹性和再通，故重在预防。饮食要注意合理调节，防止脂质代谢紊乱和血胆固醇过高。中年以后应避免经常进食过多动物性脂肪及含胆固醇较高的食物。多吃含有丰富维生素的食物，如新鲜蔬菜、豆类、豆制品、植物油、各种水果等。经常进行适当的体育锻炼和体力劳动，对预防肥胖、锻炼心脏和血管的功能调节、调整血脂代谢等都会有所帮助。此外，戒烟非常重要，及时发现和治疗糖尿病也都有助于防止本病的发展和恶化。

目前所用药物的主要作用在于制止疾病的继续发展，改善患肢的侧支循环，缓解疼痛和促使溃疡愈合。药物疗法与手术治疗必须在医师的指导下进行。

下肢动脉粥样硬化性闭塞症是严重危害老年健康的疾病，晚期患者出现静息痛、肢体坏疽，继而截肢，造成残疾，十分痛苦，治疗要及时、适当。

血脂异常与急性胰腺炎

什么是急性胰腺炎

急性胰腺炎是一种急腹症，乃胰酶消化自身胰腺及其周围组织所引起的化学性炎症，临床症状轻重不一，轻者有胰腺水肿，表现为腹痛、恶心、呕吐等。重者胰腺发生坏死或出血，可出现休克和腹膜炎，病情凶险，病死率高。本病好发年龄为20～50岁，女性较男性多见。

高血脂与急性胰腺炎的关系如何

急性胰腺炎的发生很多时候会与暴饮暴食、酗酒有紧密的联系，其实我们在人群中常见的高脂血症也会引起急性胰腺炎的发生。自1952年首次有研究者报道高脂血症与急性胰腺炎发病相关以来，高脂血症在胰腺炎发病中的作用日趋受到重视。虽然迄今为止，高脂血症诱发急性胰腺炎的确切发病机制尚不完全清楚，但多种资料调查显示，高脂血症是急性胰腺炎的重要病因之一,这类胰腺炎称为高脂血症性急性胰腺炎。目前两者的关系越来越受到重视,了解高脂血症相关性胰腺炎对于治疗和预防胰腺炎的发生具有十分重要的意义。

高三酰甘油血症可导致急性胰腺炎吗

急性胰腺炎的常见诱因为胆源性、酒精性,但近年来高三酰甘油血症诱发的急性胰腺炎发病率逐渐增多。

当人体血清三酰甘油水平达到 5.65 mmol/L,血清呈乳糜状时,即有可能引起急性胰腺炎。胰腺炎发病后血脂常常明显升高,可加重胰腺炎的病情。血中三酰甘油升高后,胰腺及其周围胰脂肪酶将三酰甘油水解,在局部产生大量游离脂肪酸,诱发酸中毒,破坏胰腺微血管,形成微血栓,损害细胞膜的保护作用。过多的三酰甘油乳糜微粒栓塞胰腺微血管,导致微循环障碍,这些原因使得急性胰腺炎反复发作。所以,三酰甘油升高既是胰腺炎的病因,又是胰腺炎发病后的重要表现,常常导致胰腺炎的反复发作,迁延不愈。

如果抽血检验时,发现血液标本沉淀了一会上面有一层黄色的油脂时,可千万不要掉以轻心,需及时就诊,在医师的指导下进行降脂治疗。

如何预防急性胰腺炎

对急性胰腺炎而言,预防远胜于治疗,而高三酰甘油血症诱发的急性胰腺炎,完全可以通过合理措施加以预防。

(1) 管住嘴:血脂水平和晚餐高脂饮食有密切关系。

晚餐宜清淡少油,主食减少二成,少量饮酒可降低三酰甘油。孕妇要在孕期检查血脂,一旦发现升高,要通过控制饮食降脂。

(2)迈开腿:运动可通过消耗代谢三酰甘油提供能量,使三酰甘油水平下降,尤其是晚餐后的运动更显重要。

(3)减体重:如果你是一位体重超重或肥胖者,必须减轻体重的5%~10%,方能解决高三酰甘油血症的问题。

(4)调脂药:当三酰甘油超过5.65 mmol/L,以上措施未能奏效时,需要在医师指导下服用合适调脂药。

(5)胰岛素增敏剂:胰岛素增敏剂原本用于治疗2型糖尿病,现在发现这类药物可以快速降低游离脂肪酸,具有强大的抗胰腺炎作用,可以缓解腹痛,缩短病程,预防复发。

总之,高三酰甘油血症诱发的急性胰腺炎治疗的关键是迅速去除诱发因素,把三酰甘油尽量降至正常。

血脂异常与颈动脉斑块

什么是颈动脉斑块

颈动脉斑块是动脉粥样硬化在颈动脉上的表现。目前常通过彩色多普勒超声诊断仪测定颈动脉内膜中层厚度(IMT)来进行诊断。

临床上用哪些方法检测颈动脉斑块

临床上最常通过彩色多普勒超声诊断仪检查颈动脉内

膜中层厚度(IMT)来确定是不是有动脉粥样硬化斑块形成。目前认为正常IMT值应<1.0 mm，IMT在1.0～1.2 mm之间为内膜增厚，1.2～1.4 mm之间为斑块形成，IMT>1.4 mm为颈动脉狭窄。

尚可用计算机体层摄影(CT)或磁共振成像(MRI)血管三维重建或动脉造影来检测，但费用较高。

颈动脉斑块有什么临床意义

如果体检报告显示，颈动脉内膜增厚或颈动脉斑块形成，则提示全身动脉粥样硬化形成。颈动脉斑块的出现明显增加心肌梗死、脑卒中以及周围血管疾病如下肢动脉硬化症的危险。研究表明，颈动脉内膜中层厚度每增加0.1 mm，心肌梗死危险增加10%～15%，脑卒中危险增加13%～18%。尤其是超声显示低回声的软斑块即不稳定斑块，更容易脱落导致脑卒中。

颈动脉斑块与血脂有什么关系

导致动脉粥样硬化的危险因素均可导致颈动脉斑块形成，如年龄、性别、家族中有心脑血管疾病患者、高总胆固醇、高低密度脂蛋白、高三酰甘油血症、肥胖、高血压、糖尿病、吸烟等。如果存在以上多项危险因素，出现颈动脉斑块的概率会明显增加。血脂异常是引起颈动脉斑块最重要的原因之一。

颈动脉斑块有什么危害

颈动脉斑块的存在可使血液在流通时不顺畅。一般来说,轻度的颈动脉斑块所致血管狭窄程度轻,不会明显影响大脑的血液供应,甚至不会出现什么症状。但随着病情的加重,可造成脑组织缺血、缺氧,患者常感头晕、目眩、记忆力差、思维力明显下降,久而久之,将造成大脑萎缩。如果颈动脉粥样硬化严重并有斑块脱落,并随血流而阻塞动脉血管,就会造成脑梗死,出现失明、语言不清、瘫痪等脑卒中(中风)表现,甚至威胁生命。

如何处理颈动脉斑块

如果检查发现颈动脉斑块,应积极处理。

(1) 改变不健康生活方式:饮食上每天保证400 g的蔬菜和水果,多吃谷物和豆类食品,尽可能减少含脂肪多的食品如鸡蛋、肥肉等的摄入,每天食盐量应小于6 g。戒烟、控制饮酒,男性平均每天饮酒量不应超过20~30 g乙醇(酒精)含量,女性不应超过10~15 g乙醇(酒精)含量;通过减少饮食的热量和增加体育运动减轻或控制体重,坚持每天至少30分钟的体育锻炼如散步、慢跑、太极拳、上楼梯、骑自行车等;此外保持良好的心态也十分重要,要保持积极乐观、豁达和轻松的心情,正确对待自己和他人,知足常乐。

(2) 积极控制危险因素:如高血压患者应将血压控制在18.6/12 kPa(140/90 mmHg)以下,建议使用长效降压药物,最好是每天口服1次的降压药物,尤其不主张使用短效硝苯地平(心痛定)长期降压;糖尿病患者应控制血糖在正常范围。

因颈动脉斑块的患者常伴有脂代谢紊乱及其他部位的斑块形成(如冠状动脉),应根据个体的情况进行心血管疾病的危险分层,制定血脂控制目标。在医师的指导下使用降脂药物,将血脂降到理想水平;且目前经临床研究证实他汀类药物除可降脂外,尚有稳定斑块的作用。此外,根据个人具体情况还可选择抗血小板药物,如阿司匹林预防心脑血管疾病。

(3)手术治疗:严重的颈动脉狭窄有时需要做颈动脉内膜剥脱术或支架置入手术。

(4)定期体检:定时查体可观察斑块的大小和性质,并及时咨询神经内科医师,调整药物,以控制病情发展。

血脂异常的预防

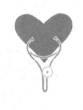

姓名 Name _____ 性别 Sex _____ 年龄 Age _____
住址 Address _____
电话 Tel _____
住院号 Hospitalization Number _____
X 光号 X-ray Number _____
CT 或 MRI 号 CT or MRI Number _____
药物过敏史 History of Drug Allergy _____

什么是健康的生活方式

1992年世界卫生组织(WHO)在加拿大维多利亚召开的国际心脏健康会议上发表了《维多利亚宣言》,又称为1702宣言。宣言认为:"当前主要的问题是在科学论据和民众之间架起一座健康金桥,使科学更好地为民众服务。这座健康金桥有四大基石,它们是:合理膳食,适量运动,戒烟限酒,心理平衡。"这四大基石构成了健康的生活方式,它能使高血压减少55%,脑卒中减少75%,糖尿病减少50%,肿瘤减少1/3,平均寿命延长10年以上,而且不花什么钱,因此健康方式很简单,效果非常好。而对血脂异常的预防首先要建立符合自己情况的健康的生活方式。

1. 合理膳食

民以食为天,怎样做到吃得健康呢?有学者将吃的学问总结为一段顺口溜:合理膳食笑眯眯,一二三四五六七;一杯奶,二两米,三份蛋白四注意,五百克菜六克盐,七杯开水莫忘记。

(1)"一杯奶"指每天一杯牛奶,以确保每天摄入250 mg钙,对东方人也可以每天两杯豆浆替代。我们呼吁最好终生每人每天一杯牛奶。

(2)"二两米"指糖类(碳水化合物)不可少,每顿饭至少吃100 g(2两)米饭或面食等淀粉类食物,即每天250~350 g的碳水化合物的主食。这种中国式的传统饮食习惯是十分科学的,目前已受到国际上的推崇和效仿,切不可因生活水平的提高而养成多吃菜、少吃或不吃"饭"的不健康的饮食习惯。

(3)"三份蛋白"是指每天吃3份高蛋白食物,如一个鸡蛋,或100 g(2两)瘦肉,或100 g(2两)黄豆,或100 g(2两)鱼等。以保证人体每天蛋白质的需要量,但又不加重肝脏及肾脏的负担。

(4)"四注意"是指饮食的4个要点,即有粗有细、不咸不淡、四五六顿、七八分饱。"有粗有细、不咸不淡"系指食物中既有粗粮又有精加工食物,饮食需咸淡适中。"四五六顿"是有学者提出的"餐数革命",认为目前人们的一日三餐会造成营养的不均衡,出现餐后营养过剩,餐前营养不足,故应实行四(或五或六)餐制,即每天下午16点左右加一小餐(加上三顿正餐为四顿),或在上午10点左右再加一小餐(为五顿),或睡前1～2小时再加一小餐(为六顿)。小餐应吃得少,如一小碗粥、两三片面包或一个鸡蛋等,同时正餐则应相应地减少进食量,从而使得全天膳食营养均衡分布。"七八分饱"则是老祖宗的古训,受益者多多。吃得太饱或暴饮暴食,不仅加重消化道的负担,会导致多种消化道疾病,而且还会使血液中的血糖、血脂含量一过性大幅度升高,高血糖、高血脂又会对人体产生危害,长此以往则会导致如肥胖、糖尿病、血脂异常等慢性疾病。对中老年人来说尤其要注意饮食需七八分饱,中老年人吃得过多过饱易使血液黏度急剧升高,引发严重心脑血管疾病,如急性冠状动脉综合征、脑卒中等。

(5)"五百克菜"是指每天吃500 g蔬菜和水果,我们建议最好能每天吃水果,每顿吃蔬菜,这样能减少癌症的发病率一半以上。

(6)"六克盐"是指减少食盐的摄入,实行世界卫生组织(WHO)推荐的每人每天摄入6克盐的标准,这样能明显减少高血压的发病率。而事实上我国目前每人平均每天摄盐量在12 g以上,严重超标。目前上海市政府已重视该问题,早在几年前就进行控制摄盐量的宣传,给每家每户都赠送了2个标准盐勺,建议人们行动起来,每天只吃一勺盐。

(7)"七杯开水"指每天饮水量应不少于7杯(每杯200 ml)。这里强调"主动饮水",即口不渴也要定时喝水,在每天4个"最佳时间"——清晨起床后、上午10点左右、下午16点左右及睡前饮水,以养成主动饮水的好习惯。每天保证7杯饮水量能促进人体新陈代谢,稀释人体内的各种毒素,通过多饮水可将体内的毒素经肾脏排尿排出体外,以保证人体的健康。在这里我们所说的饮水,是指喝白开水,不能用饮料、牛奶、汤等其他液体代替。

五色饮食

红:指一天吃1~2个番茄(可减少前列腺癌的发病率),适量的红葡萄酒,红辣椒(可改善情绪)。

黄:指黄色蔬菜,如:胡萝卜、红薯、南瓜等,这些食物维生素A丰富。

绿:指绿茶以及绿色蔬菜,特别是绿茶含有大量天然抗氧化剂,可以抵抗自由基的侵害,延缓衰老。

白:像燕麦粉、燕麦片,不但能降低胆固醇,还能降低三酰甘油,对于糖尿病患者和减肥者也有很好的效果。

黑:黑木耳可以降低血液的黏度。

2. 适量运动

"生命在于运动"是每个人所熟知的,但很多人对其理解却存在很多的误区,"运动不足"及"运动过量"都是有害

的。中老年人应遵循以下运动五原则:

(1) 轻度适量:人们常见的运动的误区是运动至大汗淋漓、气喘吁吁,这是由"不吃苦便无收获"的错误观念所导致的。目前的运动新观念是"轻体育"、"愉快运动",即适量运动、微汗即止,运动后身心愉快、心情舒畅,而不是运动后精疲力竭感。

(2) 持之以恒:再好的运动项目也不能立竿见影、一练就灵,贵在长期坚持才能获益。

(3) 循序渐进:运动量可随运动时间延长、体质增强而逐渐增加,但要稳扎稳打,巩固后再提高运动量,切不可盲目急切地加量。

(4) 量力而行:所选的运动项目应适合自己的年龄、体能、兴趣以及疾病状态等,尤其老年人运动时要注意安全。

(5) 定时定量:生物钟学说认为,定时定量的运动效果最佳,以暮练为宜,晨练也可,但应以"暮练指数"或"晨练指数"(即早晨或傍晚适宜锻炼指数,常由气象台发布)为指导。

3. 戒烟限酒

吸烟对人体百害而无一利,不仅可以引起慢性支气管炎、肺部疾病,还增加了心脏病和高血压的危险,因此,要把烟戒掉。

适量饮酒可以促进血液循环,过量就会对五脏的健康不利,影响消化吸收和营养物质的新陈代谢,对各种疾病的治疗和康复也有较大的负面影响。

戒烟限酒"515":如一时戒不了,则每天吸烟不超过5支;最好不饮酒,如果要饮酒,每餐饮酒乙醇(酒精)含量不超过15 g。而适量饮葡萄酒对身体有好处。

此外,生活不规律也会干扰人体正常生物钟的节律,会对身体健康产生危害。作为东方保健代表的中医养生早已指出该观点,如《黄帝内经》中有"食欲有节,起居有常,不妄作劳,故能形与神俱,而尽终其天年,度百岁乃去"。世界卫生组织(WHO)也强调规律生活的重要性,即在生活的方方面面,包括起居、饮食、用脑、锻炼、睡眠、饮水及便溺等,都要定时定量,使得生物钟准点准时,此才是最佳的养生方法。

4. 心理平衡

这是最关键的一条,比其他一切因素都重要,因为心理平衡的作用超过一切保健措施的总和。

世界卫生组织指出,生理、心理、社会人际适应的完满状态才是健康。只有心理健康,生理才能健康。古人说:"恬淡虚无,真气从之;精神内守,病安从来",就是这个道理。谁会自我调节,心态健康,谁就拥有一个健康的身体。

心理健康,就是我们所说的保持良好的心态,因为疾病在很大程度上受心理因素的影响。美国科学家曾经做过实验,他们给高血压患者服用了装满淀粉的胶囊,告诉他们是降压药,结果,再次检测时,许多人的血压恢复了正常。大量研究表明,心理健康的人抵抗力强,少得病,即使生了病也会很快痊愈。

那么,怎样保持稳定的心态呢?三句话:正确对待自己,正确对待他人,正确对待社会。也就是说,一方面要正确对待自己,不要居功自傲,也不要妄自菲薄;另一方面,正确对待他人,正确对待社会,永远对社会存有感激之心。此外,还要做到三个快乐:顺境时助人为乐,平常时知足常乐,逆境时自得其乐。

"冰冻三尺,非一日之寒",保持心理平衡需要科学理论与生活实践的长期磨炼。

哲学家说,"性格决定命运",在我们看来,"生活方式决定健康"。只要按照科学规律生活,就能健康享受每一天,实现个人幸福、家庭幸福、社会幸福。

世界卫生组织心理健康的标准

(1) 有足够的自我安全感;

(2) 充分了解自己,并能对自己的能力做出适度的评价;

(3) 生活理想、切合实际;

(4) 不脱离周围现实环境;

(5) 能保持人格的完整与和谐;

(6) 善于从经验中学习;

(7) 能保持良好的人际关系;

(8) 能适度发泄情绪和控制情绪;

(9) 在符合集体要求的前提下,能有限地发挥个性;

(10) 在不违背社会规范的前提下能恰当地满足个人的需求。

各种疾病人群如何运动

生命在于运动,但要适度,每个人要根据自己的实际情况,选择合适的运动方式,养成科学的运动习惯。对于多数健康人来说,衡量运动适量的标准,目前国际上流行的办法采用每分钟心跳次数的幅度来衡量:(220－年龄)×(65%～85%),只要在此范围内运动,都能收到最佳效果，并能保证运动的安全性。

单纯血脂异常的患者，如果年龄小于65岁，可以相应地增大运动量，而且可以选择运动量为中等程度的运动，如跑步、跳绳、游泳及跳舞等，我们推荐游泳的运动锻炼的效果较好，并且不易产生运动损伤，但也应在专业人员的指导及保护下进行。

有血脂异常的冠心病患者的运动，则需控制运动量，应选择轻度运动方法，如散步、打太极拳等，运动的时候要控制心率<120次/分。如果运动得过于剧烈，心率>120次/分，则可能会发生心绞痛等心血管事件。

合并糖尿病的血脂异常的患者，则需在进餐后1小时开始轻度运动，以预防餐前运动引起低血糖反应，而且糖尿病患者运动量不宜过大，同时要保证足够的能量摄入。

对老年人而言，世界卫生组织认为，走路是最佳的运动，但要注意"三五七"的要诀，"三"指每次步行3km，时间超过30分钟，"五"是说每周最少运动5次，"七"指的是"年龄+心跳次数"得数每分钟不要超过170。另外，还可以打太极拳。

一年四季应选择什么样的运动方式

（1）春季：专家指出，春季到来，大家应根据气候和身体特点进行锻炼，尽量不要做剧烈运动，应以恢复人体功能为目的。

冬天人们室内活动多，室外活动少，因而人体的各个器官功能都有不同程度的下降。入春后应该根据自己的身体状况选择室外锻炼项目，如打太极拳、练太极剑、保健功、快走、慢跑、放风筝、踏青等。进行这些锻炼活动，能使身体最大限度汲取大自然的活力,有利于人体采纳真气,充养脏腑。

> 春季运动时应注意以下几方面:
> (1)选择轻柔缓和的项目,一般来说,不要进行激烈运动,运动前必须做好准备活动;
> (2)注意锻炼地点,日出前,不要到绿树丛中锻炼,因为绿色植物在夜间放出的二氧化碳较多,对人体有害;
> (3)讲究锻炼卫生,运动前饮水一杯,锻炼时不要用口呼吸,穿衣多少要适中,鞋子宜柔软轻便;
> (4)锻炼之后防止着凉,运动时出汗较多,结束后切忌穿着湿衣服吹冷风,应及时擦干身上的汗水,换上干净的内衣。

(2)夏季:古有"冬练三九,夏练三伏"之说,不过三伏天运动得考虑身体的承受能力,尤其是老年人。适当的锻炼不仅能改善机体调节功能,增强对酷热气候的耐受能力,而且对预防疾病也大有好处。

防止中暑,选对运动时间很重要。室外运动至少要避开上午12点至下午4点这个时间段。而中老年人外出活动前,即便是在林荫处较多的公园里,也应注意时间的选择,外出不宜过早,需要等到太阳出来之后,否则空气中会带有过量的二氧化碳等污浊气体,最好选择在上午7点至8点这个时间段。晚上锻炼也得在太阳下山之后,建议9点之前结束锻炼。

运动时如不出汗要小心中暑。这时,可以喝一些冰水,或用凉毛巾敷在额头上或及时小便,都能让体内温度降下来。

闷热天气中最好的运动非游泳莫属。夏季室内游泳池的水温多在26℃左右,低于人体温度,室外可供游泳的水域温度会更低,这种水环境可以将身体的热量带走,让你在游完泳之后的2个小时内依然保持凉爽。游泳有血管舒缩体操之称,对心脏非常有利。它不会导致运动损伤,又可以放松身心,老少皆宜。

除了游泳,有氧运动中的慢跑和快走也是不错的选择。但如果是桑拿天,距离和时间切忌过长。室内运动受酷热的影响并不大,建议女性可选择健身操、瑜伽等运动;老年人应该避免剧烈运动,建议选择运动强度较低的运动项目,如打太极拳、练健身气功等;如果想在家里做运动,则可以选用一些哑铃、拉力器等简单的器械,进行力量练习。

> 三伏天,人体需要花费更多的"成本"应对炎热,身体更易疲劳,所以应适当减少运动时间。如果是打羽毛球等激烈项目,包括中场休息,时间应控制在2小时左右;如果是游泳,以1~2小时为宜。如果在运动时已感到疲劳不想动,就应立即停止。运动后第二天仍感觉很疲劳,就提示你运动过量了,需要减少运动时间或降低强度。

(3)秋季:金秋时节,天高气爽,是运动锻炼的好时期。但因人体的生理活动也随自然环境的变化处于"收"的阶段,阴精阳气都处在收敛内养的状态,故运动养生也要顺应这一原则,即不要做运动量太大的项目,以防汗液流失,阳气伤耗。祖国医学主张秋季多做"静功"锻炼,如六字诀里默念呼气练功法、内气功、意守功等等,道理也就在于此。

秋天适宜的运动保健包括以下几项。

(1) 秋季宜练减肥功:如腰部减肥功、腹部减肥功、辟谷食气功等。此外,以减肥为目的的体育锻炼,应选择轻松的慢跑、散步、游泳、体操及太极拳等有氧运动项目,每次锻炼持续时间至少在 30 分钟以上,运动强度(最大摄氧量的百分比)在 40%~60% 之间为宜。根据运动强度和脉搏数成正比的关系,40~50 岁的人运动时,其脉搏控制在 100~130 次/分为宜;年轻人可适当提高些。如果以主观感觉评定运动强度时,以运动中不感到气急、跑步时脚步轻捷、身上微汗、呼吸均匀,且能边跑边与同伴谈话为宜。

(2) 重阳节时登高:秋高气爽,山巅之间披红挂绿,景色十分宜人。利用这个大好时光,与亲朋为伴,登山畅游,既有雅趣,又可健身,且尽情饱览名山秀水、观赏大自然的绮丽景色,无疑也是一种乐趣。在登山前最好做一次全面身体检查,尤其是中老年人、慢性病患者,以了解自身健康状况。若有严重高血压、心脏病、肺结核、神经病变的人不要登山,以免发生意外;带好必需的衣物以备早晚御寒,防止感冒。登山以布底鞋、胶底鞋为宜。休息时不要坐在潮湿的地上和风口处,出汗时可稍松衣扣,不要脱衣摘帽,以防伤风受寒。进餐时应在背风处,先休息一会再进饮食。登山时思想要沉着,动作要缓慢,尤其是老年人和体弱的人更要注意这一点。每走半小时,最好休息 10 分钟,避免过度疲劳。重阳时节不仅登高山可健身,即使是登高台,或有意识地登楼梯亦可健身。为了增强体质和防止衰弱,现代人发明了各种各样的设备来进行身体锻炼,以便消耗多余的体重,然而对那些体力活动较少的人来说,完全可以用一般的楼梯来做锻炼的工具,在相对适中的速度下登楼梯,一般来说每分钟要消耗约 62.76 kJ(15 kcal)的热量,就等于一个人在平地上肩背 100 kg 的重物,以每小时 3.5 km 的速度走 1 分钟所消耗的热量。

(3)秋天宜练六字诀里的"丝"字功:六字诀是一种古代养生术,属于呼吸锻炼功。它是通过人在呼气时发出"嘘、呵、呼、丝、吹、嘻"六个字的音,再配合吸气,来达到锻炼内脏、调节气血、平衡阴阳的目的,从而起到健体强身、祛病益寿的作用。中医学认为,人体五脏里的肺脏与秋季相应,秋季宜注意保养肺脏,而常练六字诀里的"丝"字功,有助于养肺气。秋季若常练此功,可治痰多气壅、口干咽痛;早晨练功一定要到空气新鲜、树木茂盛的公园中,在练功时应防止七情干扰。

(4)冬季:古有"冬练三九,夏练三伏"之说,但不论是年轻人还是老年人,在冬季锻炼前,应先全面了解自身状况,慎重选择锻炼时间,注意锻炼方式和强度,避免出现危险。冬季锻炼应量力而行,因人而异。比如:低血糖、心律不齐的人应避免不吃早点就去跑步,最好在运动前适量进食进水,运动后不能立刻进食;患有支气管炎等呼吸系统疾病的老人,不要猛然进入冷空气中锻炼,要先在室外慢慢走一走,再进入专门运动状态,尽量不要迎风呼吸,最好采取背风运动。此外,注意避开凌晨到早晨突发疾病发病率最高的时间段锻炼,最好等出太阳后再运动。锻炼前要先做好充分准备活动,运动量由少到多,及时增减衣物,注意保暖,防止感冒。若在疾病发作期,则应停止室外锻炼。冬天锻炼从热身开始,健身房内首选骑车。

太极拳有何养生保健防病治病作用

中华民族在数千年的生产实践和社会生活中创造了灿烂的文化,在丰富多彩的养生健身术中,太极拳以其独特、完整、科学的锻炼方法和理论体系,以及良好、确切、普遍的保健作用和医疗效果,为广大群众所喜爱。

中医学认为,人体是一个以脏腑为中心,通过经络运行气血与形体五官等组织相联系的矛盾统一的整体。在这个整体中,脏腑、经络、气血之间,既互相联系,又互相制约,在"心——君主之官"(大脑皮质及中枢神经系统)的统率与协调下,既分工,又合作,共同完成各种生理活动,维持阴阳平衡。

太极拳,根据阴阳、脏腑、经络、气血学说创造的锻炼方法和动作要领,归纳起来就是一句话:"意气为君骨肉臣";三调整:调心、调气、调身;九要领:静、聚、贯、顺、沉、畅、松、正、整。在练习时要做到心神安静,内外放松,以心行气,以气运身,神形合一,意气相依。还要长期锻炼,持之以恒,从而起到强身健体的作用。

(1)强心:"心为五脏六腑之大主"。练太极拳特别强调"心静用意",用意识引导动作,使心神安静、意念集中、机体放松,脏腑之间发挥正常的功能,从而取得相对平衡。心神安定,可使思维敏捷、语言流利。心气运行流畅,更能发挥其统辖血液循环的功能,减少和消除体内淤血。血液通畅充盈,面色自然红润。

(2)养肝:练太极拳时,意境清静,情绪安宁,以意行气,内外放松,动作轻柔圆活,如春风杨柳,生机盎然,可使肝气舒和条达,从而肝体得养,肝血得藏,有助于脾胃消化,不致横逆克土。练拳时以意运气的腹式呼吸,有助于行气活血。眼神贯注动作,动作圆活连贯,对养肝明目、舒筋活络大有好处。

(3)健脾:练拳时的腹式呼吸,"气势宜鼓荡",内脏加强蠕动,好比对肠胃等内脏器官进行自我按摩,使三焦气机通畅,脾胃升降和顺,新陈代谢加强,中土运化水谷功能健旺。心情舒畅,饮食自然香甜。化源增加,营养充足,肌肉丰满光泽,四肢强健灵活。脾气旺盛,营血充盈,统血功能亦必正常。

(4)补肺:练太极拳要求气沉丹田,从而加强了肺主气的功能,增加了肺活量,有利于肺的肃降。通过吐故纳新,能进一步推动气血在全身的运行,使身体各部都得到营养与活力。练拳时使肺的呼吸与皮毛的开合联系起来,与动作的开合虚实和起伏转换结合起来,练拳后皮肤温暖或微微出汗,有利于肺气的宣发和水道的通调,并能充卫固表、不易感冒,使皮肤润泽、感觉灵敏。

(5)固肾:太极拳论认为"腰为主宰","命意源头在腰隙"。故练拳时十分重视肾之府——腰的作用,以腰为轴来带动四肢和全身协调运动,使劲路完整,气机畅达;要"牵动往来气贴背"、"中气贯脊中";还要悬顶、吊裆、提肛、尾闾中正,以加强肾命并调通任督二脉之气。并且以心为令、气沉丹田,使心肾相交,水火既济。这样就加强了两肾和命门的功能,使肾精充实、阳气旺盛、行动轻捷、二便调和、骨强齿坚、发泽耳聪。

(6)益脑:脑为髓海,是精髓和神明高度聚汇之处,为生命要害所在。练太极拳通过心静用意、心神安定,协调地完成各种动作,对中枢神经系统起着良好的锻炼作用,加强了大脑的调节功能。又因肾主骨,骨生髓,肾通大脑,所以肾气旺,任督二脉畅通,就能使髓海充实、精神饱满、思维灵敏、记忆力强,起到开发智力和延缓衰老的作用。

(7) 调气、和血:练拳时要"以意行气,以气运身"、"气遍周身不滞"。这样可以使全身之气机通调无阻,气运血行,血脉自然和顺。经络是人体气血运行的通路。太极拳以气运身和"运劲似抽丝"的练习方法,通过"立如平准,活似车轮"的轴心运动,周身关节之间,如螺丝形运于肌肤之上,缠绕往来以畅通经络,调和气血。这样就可以达到气运血行、血旺气足、血脉和顺、气机畅达、精力旺盛、抗病力强的效果。

(8) 炼性、怡情:长期打太极拳,可以陶冶性情,培养沉着从容、温和冷静、耐心细致、做事有恒、意志坚强、乐观进取等优良性格。练太极拳后,会使人心情舒畅,精神愉快,恬淡安然,不为七情、六欲所困扰。如有烦恼,在大自然之中,觅个幽静之处,练练太极拳,可使杂念消除、心平气和。工余学后,休息闲暇之时,打太极拳是一种积极的休息、健康的消遣、高尚的娱乐和良好的情感操练。

综上所述,太极拳是一种心身俱练、神形双修的保健运动。它通过调心、调气、调身等一系列调整人体阴阳的对立统一的运动,以内固精神、运行气血、畅通经络、协调脏腑、活动肌肉筋骨,使人正气旺盛,阴平阳秘,内外调和,达到保健祛病、益寿延年、自强不息之目的。因此,有人会长期坚持不懈地打太极拳。

太极拳运动的特点是更能消耗热量,降低血糖和血脂,有利于疾病的改善。通过改善血液循环降低心血管事件的发生率;控制体重;降低血脂;增加胰岛素敏感性;防止骨质疏松;降低血压;提高睡眠质量;抵抗焦虑和抑郁,增加生活积极性和乐观感。太极拳运动不受场地、时间、季节、气候的限制,是广大老百姓防病治病的良好锻炼项目。

食物中的胆固醇含量知多少

血脂是血液中各种脂肪成分的总称,包括胆固醇、三酰甘油、各种脂蛋白、游离脂肪酸及磷脂等,它们主要通过食物摄入进入血液,又可以在人体内合成,为人体提供大量的能量。造成血脂异常的最主要原因是饮食不当,由此可以看出,预防血脂异常的发生和发展,应首先调整饮食习惯及改善生活方式。而要调整饮食则首要要知道每一种食物的各种营养素含量,尤其是每一种食物中的胆固醇含量,这样我们才能更好地搭配一日三餐的食物。每种食物富含脂肪的种类不同,其胆固醇含量也不同。这里我们重点介绍一下人们常吃食物中胆固醇的含量,以便患血脂异常及需预防血脂异常者合理选择每日摄入的食物种类。水果、蔬菜及谷类食物中不含胆固醇,动物性食物胆固醇含量见表 11。

表 11 常见动物性食品胆固醇含量*（mg/100 g）

	食物名称	胆固醇含量		食物名称	胆固醇含量
1	猪 脑	3 100	9	松花蛋黄	1 132
2	牛 脑	2 670	10	螃蟹子	985
3	鸡蛋粉	2 302	11	虾 子	896
4	鸭蛋黄	2 110	12	鸭 蛋	742
5	羊 脑	2 099	13	小虾米	738
6	鹅蛋黄	1 813	14	鹌鹑蛋	729
7	鸡蛋黄	1 705	15	鸡 蛋	716
8	鹌鹑蛋黄	1 674	16	虾 皮	608

续表

	食物名称	胆固醇含量		食物名称	胆固醇含量
17	鸭 肝	515	41	蛋 糕	199
18	羊 肾	515	42	肥牛肉	194
19	鲜蟹黄	466	43	猪大肠	180
20	鲫鱼子	460	44	牛肉松	178
21	墨斗鱼	430	45	羊羔(胚)	173
22	鸡 肝	429	46	白鲢鱼肉	172
23	螃蟹肉	420	47	羊 心	171
24	牛 肾	386	48	马哈鱼肉	169
25	猪 肝	368	49	猪肉松	163
26	鸡 肉	344	50	螺 肉	161
27	鸡 肫	342	51	鸭 肉	160
28	猪 肺	341	52	猪 肚	159
29	羊 肝	323	53	鲫鱼肉	158
30	黄 油	295	54	牛 心	152
31	牛 肝	267	55	鸡 血	149
32	水发鱿鱼	265	56	牛大肠	148
33	鱼肉松	240	57	羊 舌	147
34	牛 肺	234	58	牛 肚	132
35	羊 肺	215	59	青鱼肉	132
36	对 虾	214	60	鲤鱼肉	132
37	黄 鳝	213	61	羊 肚	124
38	鸭 肫	207	62	广式腊肠	123
39	猪肉蓉	202	63	猪 舌	121
40	猪 心	201	64	甲鱼肉	115

续 表

	食物名称	胆固醇含量		食物名称	胆固醇含量
65	大黄鱼肉	113	81	羊 肉	65
66	羊大肠	111	82	瘦牛肉	63
67	鸽 肉	110	83	蒜 肠	61
68	炼羊油	110	84	小 肚	58
69	肥猪肉	107	85	炼鸭油	55
70	炼鸡油	107	86	白虾(小)	54
71	牛 舌	107	87	酪 干	51
72	冰淇淋	102	88	牛炼乳	39
73	填鸭肉	101	89	羊 奶	38
74	兔 肉	100	90	脱脂牛奶粉	28
75	牛 油	89	91	海蜇皮	16
76	炼猪油	85	92	牛 奶	13
77	瘦猪肉	77	93	酸牛奶	12
78	北京大腊肠	72	94	牛乳酪	11
79	火腿肠	70	95	海蜇头	5
80	粉 肠	69	96	海 参	0

＊注：本表所列为每100克(g)可食物(去骨、去皮等，但不去水分)中所含胆固醇量(mg)。

吃哪些食物有预防血脂异常的作用

胆固醇与三酰甘油过高都是"吃"出来的问题，持之以恒地摄取燕麦、洋葱、苹果、鲑鱼等食物就可达到降低胆固醇的效果。

其实,食用天然食物,就可以安全地降低血中胆固醇及三酰甘油,其中有9类食物最有效。

(1) 早餐吃碗燕麦粥:每天早餐只吃1碗燕麦粥,持续8周就可使血中"坏胆固醇"(即低密度脂蛋白-胆固醇,LDL-C)降低10%,"好胆固醇"(即高密度脂蛋白-胆固醇,HDL-C)上升。燕麦中含有丰富的可溶性及不可溶性纤维,能在肠胃道中阻止胆固醇及脂肪的吸收,从而达到降低血中脂肪及胆固醇的效果。

(2) 午餐吃半碗豆类:豆类是价廉又安全有效的降血脂食物,每天只要吃半碗豆类,可以在8周时间内使血中"坏胆固醇"降低20%。豆类食品含有多种降胆固醇的有效成分,其中最主要的要数豆类中的可溶性及不可溶性纤维。

(3) 晚餐吃3瓣大蒜:每天吃3瓣大蒜持续8周就能使血中"坏胆固醇"下降10%。大蒜不论是生吃或熟吃,在降胆固醇效果上都非常好,大蒜中的含硫化合物可以直接抑制肝脏中胆固醇的合成,从而达到降胆固醇的功效。

(4) 每天吃半个洋葱:洋葱是价廉物美的保健食品,每天只要吃半个生洋葱持续8周,就能使血中"好胆固醇"增加20%,并降低血中胆固醇及三酰甘油。洋葱以生吃效果较好,煮得越久降胆固醇效果就越差。

(5) 以橄榄油作为食用油:橄榄油可让血中"坏胆固醇"下降,也会让好"胆固醇"上升,能对心血管系统产生最佳的保护作用。选择用冷压方式萃取出的橄榄油最佳。

(6) 每天吃个梨或苹果:梨中所含的脂肪是单不饱和脂肪酸,因此对人体非常有益处。苹果含有丰富的果胶,有降胆固醇的功效。

(7) 每周吃2次清蒸鲑鱼:鲑鱼ω-3脂肪酸的含量非

常高,如果用烤及油炸的方式,容易造成脂肪酸变质,所以最健康的吃法是清蒸。每周吃2次清蒸鲑鱼(150 g),8周后可使体内"好胆固醇"上升10%。吃鲑鱼也可以使血中的三酰甘油下降。

(8)每周喝1碗姜汤:将姜磨成粉冲热水喝下,姜中的成分"生姜醇"及"姜烯酚"可使高血脂患者的三酰甘油下降27%,而且可使"坏胆固醇"下降33%。

(9)添加红曲于菜肴中

红曲是古老中国的伟大发明,除了用作调味料和酿酒外,它还有降低胆固醇的作用。红曲菌的成分Monacolin可抑制胆固醇的合成,更进一步发现其抑制胆固醇合成的机制。

低脂饮食有哪些益处

脂肪的总热量占所有食物总热量30%以下,其中饱和脂肪酸的总热量在食物总热量的8%以下,不饱和脂肪酸占总脂肪含量的2/3,胆固醇含量<300 mg的饮食为低脂饮食。长期食用这种低脂饮食不仅可以达到减肥的功效,减少罹患肥胖症、代谢综合征及糖尿病的风险,还可以起到预防血脂异常的发生,以及使临界高脂血症和轻度血脂异常患者的血脂逐渐下降转为正常血脂。而正常血脂可以减少动脉粥样硬化的发生率,从而达到减少罹患心脑血管疾病的风险。

快餐食品的危害有哪些

进食快餐食品对血脂有很大的影响,如汉堡包是高热量、高脂肪(含大量饱和脂肪酸及胆固醇)、低纤维素、低维生素食品,长期进食会导致肥胖、血脂升高。因此,不仅中老年人不应进食西式快餐,其他人群也应尽量不吃,尤其是儿童应尽量不吃或少吃这种快餐,以预防肥胖,减少成年后发生血脂异常、高血压及2型糖尿病的风险。

预防血脂异常的总原则是什么

一级预防:即在未发生血脂异常时,就采取健康的生活方式,包括合理膳食、适量运动、戒烟限酒、心理平衡这"健康四大基石",做到防患于未然。

(1)调整膳食结构,优化生活方式:预防血脂异常的饮食关键是以下两点:① 控制热量摄入,每人每天的热量摄入要控制在 121 kJ/kg 体重(29 kcal/kg 体重)之内,折合成主食每天不宜超过 300 g,如果从事重体力劳动或脑力劳动则可再相应增加总热量。② 严格控制动物脂肪和胆固醇的摄入,每人每天胆固醇摄入不应超过 300 mg,尽量不吃或少吃动物内脏,蛋类每天不超过 1 个。动物脂肪的摄入量不应超过总脂肪摄入量的 1/4 或 1/5。植物油提倡食用含有花生油的调和油。此外,多食用奶类、鱼类、豆类、海产品、蔬菜及水果等食物,控制食盐摄入,每人每天不超过 6 g,生活规律,适量参加体育运动,不吸烟酗酒,保持良好的生活心态。

(2)提倡食用天然调脂药物及食物:研究证明,有许多天然中草药和天然食物具有良好的调脂作用,长期服用后有预防血脂异常的功效。这些中草药有山楂、丹参、黄精、葛根、银杏叶,等等,这些中草药可以煎水、泡茶服用,也可以组成复方煎服。食物方面则建议多食用深海鱼类或服深海鱼油等,因它们富含大量多不饱和脂肪酸,有天然调脂作用。

二级预防:即对于已经存在血脂异常的患者进行非药物治疗及药物调脂治疗,以达到预防因血脂异常所导致的心脑血管疾病(冠心病、急性冠状动脉综合征、脑卒中及血管栓塞性疾病等)。其中非药物治疗包括饮食控制、适量运动和改变生活方式;药物调脂治疗则主要是对以血清胆固醇或低密度脂蛋白-胆固醇(LDL－C)增高的患者选用他汀类药物调脂,对血清三酰甘油升高或高密度脂蛋白-胆固醇(HDL－C)降低的患者选用贝特类调脂药物,以及选用其他调脂药物治疗血脂异常。

是否要严格限制胆固醇及脂肪饮食

预防血脂异常需要进行合理的膳食控制,但有一些人则矫枉过正,认为三酰甘油及胆固醇对人体只有害处,没有益处,认为吃一点含脂肪和胆固醇的食物就会出现血脂异常及罹患心脑血管疾病。虽然医学研究证实,高胆固醇血症及高三酰甘油血症与高血压、冠心病、糖尿病、脑卒中等疾病密切相关,是这些心脑血管疾病的重要危险因素,但是胆固醇及脂肪只要含量在正常范围则是人体正常的组织成分,发挥着正常的生理功能。如胆固醇是组成细胞壁的主要成分,还是许多类固醇类激素的合成前体;脂肪则组成人体的皮下和器官周围脂肪组织,有保护器官、保暖及供能的作用。因此,某些人谈"脂"色变,严格控制脂肪及胆固醇的摄入,甚至完全无脂饮食,认为将血液中的胆固醇及三酰甘油降得越低越好,这种观点是错误的。

有医学研究发现,从人口疾病的总死亡率来看,低血清胆固醇者的死亡率比高血清胆固醇者高。并有研究指出，过低的血清胆固醇水平有增加罹患癌症的风险，胆固醇中的"好胆固醇"（高密度脂蛋白-胆固醇）水平与心血管疾病呈负相关，即高密度脂蛋白-胆固醇升高能对抗动脉粥样硬化、冠心病等疾病的发病及进展。还有研究发现，长寿老人的血清胆固醇，如果比正常人高那么一点点，则10年内的总死亡率能减少15%。因此，有专家认为对高龄老人人群（年龄超过80岁）来说，血清胆固醇水平偏高，不一定是心脑血管疾病的危险因素，甚至可能与长寿有关。由此可见，对胆固醇应一分为二，区别对待，在中青年人群中若血清胆固醇升高，则要控制饮食中胆固醇的摄取量；对高龄老年人以及儿童，则不宜严格控制饮食中的胆固醇摄取量，只需荤素合理搭配即可。同时应经常进行体育锻炼，因为有研究显示，运动能够改善胆固醇的素质，即提高血液中高密度脂蛋白-胆固醇，降低低密度脂蛋白-胆固醇，这样可以变不利为有利。

错误的预防措施有哪些

肥胖是血脂异常的一种征兆，而预防血脂异常时减轻体重也是一种方法。控制膳食的总热量、总脂肪含量及体育锻炼是减肥的主要方法，并要求持之以恒才能见效。但在社会上有部分人对如何减肥存在误区，他们一是对血脂异常缺乏正确的认识，二是没有毅力做到长期控制饮食及体育锻炼。因此，他们认为吃减肥药是减肥的捷径。而事实上，吃减肥药物来减肥，虽然能短时间内大幅度减轻体重，但对身体是有严重的伤害的。目前大多数减肥药物是中枢性抑制食欲药物或利尿剂等药物组成，药物的成分不清、剂量不清,长期服用后会导致机体各种生理功能紊乱,出现恶心、呕吐、乏力、头晕、头痛、电解质紊乱,严重的可能因大脑功能紊乱而发生厌食症。而且,短时间内大幅度的体重下降对身体也是不利的。

还有一种错误是,在血脂较高时比较重视预防措施,能做到控制饮食及体育锻炼。但在血脂正常后又回到原来的不良饮食及减少运动的老路上来。这样就达不到真正的预防效果。

挂号费丛书·升级版
总 书 目

1. 专家诊治糖尿病并发症 （内　科）
2. 专家诊治痛风 （内　科）
3. 专家诊治血脂异常 （内　科）
4. 专家诊治过敏性疾病 （内　科）
5. 专家诊治失眠症 （内　科）
6. 专家指导高血压治疗用药 （内　科）
7. 专家诊治冠心病 （心内科）
8. 专家诊治高血压病 （心内科）
9. 专家诊治心肌梗死 （心内科）
10. 专家诊治心律失常 （心内科）
11. 专家诊治心脏疾病 （心胸外科）
12. 专家诊治血管疾病 （心胸外科）
13. 专家诊治消化性溃疡 （消化科）
14. 专家诊治慢性胃炎 （消化科）
15. 专家诊治胃病 （消化科）
16. 专家诊治肠道疾病 （消化科）
17. 专家诊治脂肪肝 （消化科）
18. 专家诊治肝病 （消化科）
19. 专家诊治胆囊炎与胆石症 （消化科）
20. 专家诊治胰腺疾病 （消化科）
21. 专家诊治肥胖症 （内分泌科）
22. 专家诊治甲状腺疾病 （内分泌科）
23. 专家诊治甲状腺功能亢进症 （内分泌科）
24. 专家诊治糖尿病 （内分泌科）
25. 专家诊治更年期综合征 （内分泌科）
26. 专家诊治支气管炎 （呼吸科）
27. 专家诊治支气管哮喘 （呼吸科）
28. 专家诊治肺炎 （呼吸科）
29. 专家诊治肺病 （呼吸科）
30. 专家诊治肺结核病 （呼吸科）
31. 专家诊治打呼噜与睡眠呼吸障碍 （呼吸科）
32. 专家诊治中风 （神经科）
33. 专家诊治老年期痴呆 （神经科）
34. 专家诊治癫痫 （神经科）
35. 专家诊治帕金森病 （神经科）
36. 专家诊治头痛 （神经科）

37. 专家诊治口腔疾病　　　　　（口腔科）
38. 专家诊治肾脏疾病　　　　　（肾内科）
39. 专家诊治肾衰竭尿毒症　　　（肾内科）
40. 专家诊治贫血　　　　　　　（血液科）
41. 专家诊治类风湿关节炎　　　（风湿科）
42. 专家诊治乙型肝炎　　　　　（传染科）
43. 专家诊治下肢血管病　　　　（外　科）
44. 专家诊治痔疮　　　　　　　（外　科）
45. 专家诊治尿石症　　　　　　（泌尿外科）
46. 专家诊治前列腺疾病　　　　（泌尿外科）
47. 专家诊治乳腺疾病　　　　　（乳腺外科）
48. 专家诊治骨质疏松症　　　　（骨　科）
49. 专家诊治颈肩腰腿痛　　　　（骨　科）
50. 专家诊治颈椎病　　　　　　（骨　科）
51. 专家诊治腰椎间盘突出症　　（骨　科）
52. 专家诊治肩周炎　　　　　　（骨　科）
53. 专家诊治子宫肌瘤　　　　　（妇　科）
54. 专家诊治子宫疾病　　　　　（妇　科）
55. 专家诊治妇科肿瘤　　　　　（妇　科）
56. 专家诊治女性生殖道炎症　　（妇　科）
57. 专家诊治月经失调　　　　　（妇　科）
58. 专家诊治男科疾病　　　　　（男　科）
59. 专家诊治中耳炎　　　　　　（耳鼻喉科）
60. 专家诊治耳鸣耳聋　　　　　（耳鼻喉科）
61. 专家诊治眩晕症　　　　　　（耳鼻喉科）
62. 专家诊治白内障　　　　　　（眼　科）
63. 专家诊治青光眼　　　　　　（眼　科）
64. 专家诊治皮肤病　　　　　　（皮肤科）
65. 专家诊治皮肤癣与牛皮癣　　（皮肤科）
66. 专家诊治"青春痘"　　　　　（皮肤科）
67. 专家诊治性病　　　　　　　（皮肤科）
68. 专家诊治抑郁症　　　　　　（心理科）
69. 专家解读化验报告　　　　　（检验科）
70. 专家指导合理用药　　　　　（药剂科）